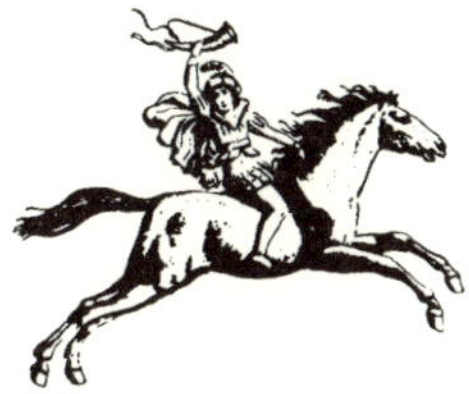

Lektorat: Angelika Andruchowicz

Rohrbacherstr. 18, 69115 Heidelberg
www.wunderhorn.de

Satz: CYAN, Heidelberg
Druck: Fuldaer Verlagsanstalt, Fulda
ISBN: 978-3-88423-276-7

Eberhard Reuß

Erinnerungen an den »Blumepeter«

Ein Mannheimer Schicksal

Wunderhorn

Blumepeter und kein Ende?

Die Stadt Mannheim, die im Jahr 2007 ihr 400jähriges Jubiläum feiert, wirbt auf einer Plakatserie mit einer bemerkenswerten Trias an Symbolfiguren. Mit der Meeresjungfrau Amphitrite, die als vergoldete Statue auf dem architektonischen Wahrzeichen der Stadt, dem Wasserturm, thront. Mit Friedrich Schiller, der mit der Aufführung seiner „Räuber" am Mannheimer Nationaltheater Literaturgeschichte geschrieben hat. Und mit Peter Schäfer, dem kleinwüchsigen behinderten Blumenverkäufer, der das letzte Drittel seines Lebens in Heil- und Pflegeanstalten verbracht hat. Dem „Blumepeter", der bis heute als Symbol für Mutterwitz und Schlagfertigkeit der Menschen in Mannheim herhalten muß. Dessen merkwürdiger Nachruhm über die Grenzen der Stadt hinaus auch in der Kurpfalz, respektive neuerdings in der „Metropolregion Rhein-Neckar", noch immer seine Blüten treibt.

Die Blumepeter-Legende ist nicht tot zu kriegen, lebt in vielen Köpfen weiter, vielleicht sogar wider besseres Wissen. Und sie beschäftigt auch nach wie vor den Schreiber dieser Zeilen, obwohl ich Peter Schäfers Lebensweg bereits als Autor in mehreren Hörfunk-Beiträgen, in einem Buch und in einem 30minütigen SWR-Fernsehfilm nachverfolgt habe.

Über sechs Jahre sind seit der Erstsendung meines „Blumepeter"-Filmes vergangen. Die für die Fernseh-Dokumentation in Interviews mit Zeitzeugen wie Willi Tronser gesammelten Informationen über Peter Schäfer wurden so ausführlich bisher nicht veröffentlicht. Neue Recherchen, auch aufgrund von Reaktionen auf den Film folgten, und machten eine nochmalige Durchsicht der Wieslocher Patientenakten notwendig, welche in vielerlei Hinsicht zu neuen Bewertungen des „Falls Blumepeter" führen. Dank Jörg Kreutz, dem Leiter des Kreisarchivs des Rhein-Neckar-Kreises in Ladenburg und seiner Kolleginnen und Kollegen, sind nun die Weinheimer Krankenakten aufgetaucht und wieder zugänglich, bis dato unbekannte und unveröffentlichte Dokumente, die zwischen 1919 und 1929 angefertigt worden sind, als Peter Schäfer im Kreispflegeheim Weinheim untergebracht war.

Das Bild, das wir uns darüber vom Patienten Blumepeter machen können, gewinnt zusätzlich an Konturen durch Informationen des

Wieslocher Zeitzeugen Alois Goehler. So daß sich mehr denn je Fragen stellen über das Ende Peter Schäfers in der Anstalt. Fragen, deren Beantwortung nicht so eindeutig ausfällt, wie wir es uns wünschen würden. Peter Schäfer mag in der Heil- und Pflegeanstalt Wiesloch zwar nicht im Rahmen der sogenannten T4-Aktion direktes Opfer des NS-Euthanasieprogramms geworden sein. Doch sein vermeintlich „natürliches Ableben" am 15. Juni 1940, so wie es in den Wieslocher Patientenakten offiziell dargestellt worden ist, weist eine Reihe merkwürdiger Zufälle auf.

So wurden die letzten vier Einträge, die immerhin den Zeitraum eines halben Jahres umfassen, vom Anstaltsdirektor Dr. Wilhelm Mökkel höchstpersönlich gefertigt – *nach* Ableben Peter Schäfers. Nie zuvor hatte Dr. Möckel selbst Einträge über den Patienten hinterlassen. Blumepeters Tod war also „Chefsache". Mehr als eine Woche nach der Beisetzung Peter Schäfers informiert auf Initiative der Direktion die gleichgeschaltete Presse in Mannheim und Heidelberg über das „natürliche Ableben" des Patienten in der Wieslocher Anstalt. Zur bewußten Beruhigung der Bevölkerung, um die Öffentlichkeit von der reichsweit auf Hochtouren laufenden T4-Aktion abzulenken, der Ermordung von psychisch Kranken und geistig Behinderten? War Peter Schäfer zu schwach für einen der T4-Transporte? Oder hat man ihm, dem allzu prominenten Patienten die T4-Aktion ersparen wollen? Ein „Gnadentod" in der Anstalt?

Peter Schäfer wurde zwar am 18. Juni 1940 auf dem Wieslocher Anstaltsfriedhof bestattet. Für die „Bestattung" wurden aber weder Sarg noch Totenkleidung berechnet, auf Ausstellung eines ansonsten zwingend vorgeschriebenen Leichenpasses wurde ebenso verzichtet wie auf direkte Information der Angehörigen.

Außerdem sind die gesamten Patientenakten Peter Schäfers aus Weinheim und Wiesloch, welche immerhin einen Zeitraum von 1919 bis 1940 umfassen, von 1954 bis 1963 in der Wieslocher Anstalt „unter Verstoß" gekommen, ehe sie überraschend wieder aufgefunden wurden – waren sie da noch vollständig? Auch das Hirn Peter Schäfers, das sogleich nach Ableben des Patienten „entnommen und in Formol eingelegt" wurde, ist bis heute nicht auffindbar. Warum wurde Peter Schäfer überhaupt in Wiesloch bestattet, wenn in Mannheim noch Verwandte lebten und das städtische Fürsorgeamt ohnehin für die Kosten der Beisetzung aufkommen mußte?

Fragen über Fragen, auf die sich mehr oder minder plausible Antworten finden lassen. Annäherungen, an Sachverhalte, die sich heute nicht mehr hinreichend klären lassen, aber den Blick schärfen für Person und Schicksal Peter Schäfers. Damit er künftig nicht allein als Klischeebild „Blumepeter" weiterlebt, sondern als Beispiel dafür steht, wie behinderte Menschen hierzulande zur Zielscheibe von Spott, Entwürdigung, Verfolgung und Ermordung wurden. Wenn dieser Erkenntniszusammenhang sich auf Dauer mit dem Namen „Blumepeter" verbinden ließe, wäre dies ein wirklich lohnendes Symbol der Erinnerung.

Fakten und Fiktionen

Mannheim, Kapuzinerplanken. Ein Stück Fußgängerzone zwischen den Innenstadtquadraten und der Kunststraße. Passanten gehen ihres Weges, vorbei an einem merkwürdigen Denkmal. Das obendrein allzu oft von irgendwelchen Ständen und Buden bei irgendwelchen Festen und Verkaufsaktionen zugestellt und verdeckt wird: das „Blumepeter-Denkmal". Wenn wir uns heute noch ein Bild von Blumepeter machen, dann wohl am ehesten durch diesen kleinen, in Bronze gegossenen Mann auf dem bankartigen Sockel. Ein zwergwüchsiger Typ, der mit verkniffenen Augen übers breite Gesicht grinst und auf dem Kopf eine Schildmütze trägt, die berühmte „Datschkapp", um es auf mannemerisch zu sagen.

Ja, diese Skulptur von Gerd Dehoff soll den Blumepeter darstellen, den vermeintlichen Inbegriff von kurpfälzer Wortwitz und Schlagfertigkeit. Das Denkmal wurde am 5. Juli 1967 enthüllt und war damals noch auf dem Gockelsmarkt in N 4 plaziert, um einige Jahre später aus städtebaulichen Gründen schräg gegenüber auf O 5 zu landen. Ebenso liebe wie kundige Menschen stecken dieser Figur immer mal wieder ein Blümchen zu oder legen gar einen kleinen Blumenstrauß hin. Ein schöner, leider etwas in Vergessenheit geratener Brauch.

So richtig aufgeblüht ist die Erinnerung an den Blumepeter noch einmal 1990, als es galt, seines 50. Todestages zu gedenken. Das hieß damals auch: Mikrofon ausgepackt, auf die Passanten los und gefragt. Wer ist der kleine Kerl, dem dieses Denkmal gewidmet ist? Hier das bei *Kurpfalz-Radio* gesendete und für damalige Verhältnisse wohl durchaus repräsentative Umfrageergebnis:

„Nä, nä, tut mer leid, hab' kää Ahnung."

„Ja, das ist der Blumepeter. Das muß ein Mannheimer Original gewesen sein, aber mehr weiß ich nicht."

„Der Blumepeter ist eine urwüchsige Persönlichkeit, die hier allgemeine Achtung genießt. Von dem Mann wird immer wieder erzählt, und ich habe einen Freund, der hat ihn sogar noch gekannt. Der Blumepeter war also schon eine Persönlichkeit."

„Ich weiß, daß es ein armer Kerl war und daß er sich halt so durch das Leben geschlagen hat."

„Der war in der Irrenanstalt. Also ob man so jemandem unbedingt mit einem Denkmal verherrlichen muß? Also ich finde das schon arg übertrieben."

„Ich bin 85 Jahre alt, ich kann mich also erinnern, wie er da so in der Stadt herumgelaufen ist und wie ihn die Leute angepöbelt haben. Der Mann hat einem leid getan."

Die letzten von mir interviewten Zeitzeugen, die Peter Schäfer noch in Mannheim auf den Straßen und in den Gaststätten gesehen und erlebt haben, sind inzwischen gestorben. Es gibt noch ein paar wenige, die Peter Schäfer in der Heil- und Pflegeanstalt Wiesloch gesehen haben. Aber die Erinnerung verblaßt allmählich.

Immerhin, in dem im Oktober 2006 zum bevorstehenden Stadtjubiläum erschienenen Mannheim-*Brockhaus* fehlt der Eintrag natürlich nicht: „Blumepeter, eigentlich Peter Schäfer, Blumenverkäufer, *Plankstadt 5.4.1875, gest. Wiesloch 15.6.1940. Der Blumepeter war geistig und körperlich stark behindert und kleinwüchsig (120 cm), konnte weder lesen noch schreiben. Er kam 1891 mit seiner Familie nach Mannheim, wo er für eine Verwandte in Lokalen mit dem Spruch *Kaaf mer* *ebbes ab!* Blumen anbot. Wegen exhibitionistischen und aggressiven Verhaltens kam er Ende 1919 in das Kreispflegeheim Weinheim, 1929 in die Psychiatrie in Wiesloch. Aus nicht geklärten Gründen genoß der Blumepeter den Ruf eines pfiffigen *bauernschlauen* Originals, und zahllose Anekdoten und Witze sind unter seinem Namen in Umlauf, die aber alle wohl Legende sind."

In dem mehrfach, zuletzt im Jahr 1987 aufgelegten „Großen Blumepeter-Buch" macht sich Herausgeber Adam Schölb folgenden Reim auf Peter Schäfer:

„Kläh vunn Wuchs,
Kaum greeßer wie'n Meter,
Gerisse wie'n Fuchs
War unser Blumepeter.
Breet war soi Nas,
Soi Gsicht war noch viel breeder,
Soi Bäh so krumm wie bei'me Has,
So war de Blumepeter.
Die Kapp dief in de Kopp gedrickt,
Unn mit verflickte Kleeder,
Is jeden Owend ausgerickt,
Der gude Blumepeter.
Soi Gosch war scharf als wie e Schwert,
Unn oft mit viel Gezeder
Is ständisch dorch die Nacht geerrt,
Der schlaue, klähne Peter.
Am linke Arm s'Kerwl voll Blume,
Des weeß heit fascht noch jeder,
So issa an die Wertsdisch kumme,
Der klähne, scheppe Peter.
Bekannt war er in Schtadt unn Land,
So gut wie'n roder Keeter,
Mi'm Veilchestraißl in de Hand,
De Mannemer Blumepeter."

Dichtung und Wahrheit gehen 1963 auch in einem „Mannheim-Reiseführer" eine bemerkenswerte Liaison ein:

„Blumepeter. Alt-Mannheimer Original um die Jahrhundertwende. Von Natur mit gnomenhaftem Wuchs recht stiefmütterlich behandelt, dafür aber mit urwüchsigem Humor und entwaffnender Schlagfertigkeit ausgestattet."

Von besagter Schlagfertigkeit künden Hunderte von Witzen, die bemühte Verfasser dem Blumepeter zugeschrieben und in mehreren Büchern zu Papier gebracht haben. Elsbeth Janda, die beliebte, am 9. April 2005 verstorbene kurpfälzer Autorin, Sängerin und Schauspielerin, hatte immer spontan diesen „authentischen" Blumepeter-Witz parat:

„Der Blumepeter ist im Frühling auf den Mannheimer Planken gestanden und hat Veilchen verkauft. Es kam ein Mann aus Norddeutschland, der wollte ihm ein Sträußchen abkaufen, schaute deshalb in dem Korb herum und sagte dann: Ist das alles, was Sie da zu verkaufen haben? Und da antwortete der Blumepeter: *Heere Se mol, des is net alles, isch hab' aa noch kalte Fieß, awwer die kenne Se sich net ins Knopploch schtecke!*"

Und dieser Witz ist authentisch? Elsbeth Janda, gewiß die kundigste Interpretin der Mannheimer „Blumepeter"-Witze, zog sich lächelnd aus der Affäre:

„Es gibt eine Menge Blumepeter-Witze, bei denen man auch ein bißchen zweifeln muß, ob sie wirklich vom Blumepeter stammen. Es gibt so Allerweltswitze, die man auch dem Blumepeter in den Mund gelegt hat. Das kann man ja in einigen Bändchen über ihn nachlesen. Natürlich gibt es auch Dinge, Anekdoten, die könnte der Blumepeter tatsächlich gesagt haben. Zum Beispiel das, was sich auf die Mannheimer Quadrate oder städtische Honoratioren bezieht, Leute, die ja auch mit dem Blumepeter gewissen Kontakt hatten, ihm mal eine Zigarre spendierten, die er sich dann hinter das Ohr gesteckt hat, mit dem Spruch Die raach isch awwer dehääm! Solche Sachen. Ich glaube natürlich schon, daß man da ein bißchen unterscheiden und prüfen muß, was kann er gesagt haben und was ist fremd."

Nachgeholte Anamnese

Ob Peter Schäfer, der Blumepeter, überhaupt etwas an witzigen Dingen geäußert haben kann? Dr. Hans Dieter Middelhoff, bis 1997 Ärztlicher Direktor des Psychiatrischen Landeskrankenhauses in Wiesloch, hat sich Anfang der neunziger Jahre in seinen Einschätzungen auf die Wieslocher Patientenakte Peter Schäfers bezogen:

„Er wird recht schlagfertig gewesen sein, er hatte sicher auch eine gewisse Pfiffigkeit und Bauernschläue, aber intelligent ist er gewiß nicht gewesen, das belegen alle Aufzeichnungen, die wir haben. Er hat auch keine Schule besucht, er konnte weder lesen noch schreiben, er war stark minderbegabt, aber aus dem Bauch heraus vermochte er offenbar auch recht schlagfertig zu antworten. Er konnte also durchaus Situationen erfassen und auf einen Punkt bringen. Allerdings auf sehr derbe Weise, mehr zotig als intelligent."

Die zeitgenössischen Befunde in den Krankenakten lauten auf „Schwachsinn", nach modernen Kriterien diagnostizierte Dr. Middelhoff:

„Allem Anschein nach litt Peter Schäfer unter einer wohl schon im Mutterleib erworbenen Unterfunktion der Schilddrüse, gekennzeichnet durch kleinen Wuchs, Anomalien am Knochensystem und eine erhebliche Intelligenzminderung. Durch diese Intelligenzminderung und offenbar auch durch eine fortschreitende Schädigung des Gehirns, die vielerlei Faktoren gehabt haben kann, ist Peter Schäfer in seinem Verhalten dann immer auffälliger geworden, so daß er sicher für die Öffentlichkeit nicht mehr tragbar war."

Dr. Rolf-Dieter Splitthoff, Dr. Middelhoffs Nachfolger im Psychiatrischen Landeskrankenhaus Wiesloch, also dem heutigen „Psychiatrischen Zentrum Nordbaden", ergänzte im Jahr 2000 diese Diagnose im Rahmen eines Fernsehinterviews für unseren SWR-Film über Peter Schäfer:

„Kretinismus bezeichnet eine Stoffwechselstörung, die verursacht ist durch eine Unterfunktion der Schilddrüse, eine Störung, die man heutzutage bei routinemäßigen Screeningsuntersuchungen im Mutterleib sofort erkennen und entsprechend behandeln kann. Die Konsequenz aus unbehandelter Erkrankung sind Minderwuchs, Intelligenzminderung und Knochenveränderungen."

Wie mag dieser „Kretinismus" im Fall von Peter Schäfer weiter verlaufen sein?

„Ich gehe davon aus, daß es eine gleichmäßige Entwicklung gegeben hat und daß Peter Schäfer nicht unter Schüben einer Erkrankung zu leiden hatte, sondern daß es sich eher als Störung dargestellt hat und in Verhaltensauffälligkeiten geäußert hat, die sich sukzessive entwickelt haben und zum Ausdruck kamen. Daß es häufige Wechsel von Verhaltensweisen gegeben hat, von ängstlich besorgt über Zuwendung erbittend bis hin zu aggressivem und störendem Verhalten und auch exhibitionistischem Verhalten, ist dokumentiert, das zeigt sich dann auch ab 1919 in dem Aufenthalt in Weinheim in der Kreispflege, da wird dann berichtet, daß einige Patienten auch Angst vor Peter Schäfer hatten."

Und die Witze, die Peter Schäfer aufgebracht haben soll, seine sogenannte Schlagfertigkeit?

„Ich gehe davon aus, daß Peter Schäfer bei dem größten Teil der auch mit sehr hintergründigem Humor ausgestatteten Witze nicht der Urheber war, daß er also nicht selber diese dargestellt hat, sondern diese ihm zugeschrieben wurden. Ich denke schon, daß er ein Stück weit in der Lage war, witzig zu sein in einer sehr derben Form, in einer, seiner intellektuellen Ausstattung entsprechend, also sehr einfachen Form und daß er da dann die Aufmerksamkeit erringen und erregen konnte und sich da auch eine gewisse Perfektion zugelegt hat und ein Stück Bauernschlauheit kultivieren konnte."

Sehr viele und durchaus glaubwürdige Zeitzeugen sagten, Peter Schäfer sei ein „Depp" gewesen?

„Das halte ich für sehr pessimistisch, ich gehe davon aus, daß Peter Schäfer, der unter sehr ungünstigen Bedingungen immerhin 65 Jahre alt geworden ist, eine Möglichkeit gefunden hat, für sich aus seinem Leben unter den damaligen Bedingungen sozusagen das Beste zu machen."

Hat er denn bewußt wahrgenommen, was um ihn herum vorging?

„Zum gewissen Teil mit sehr eingegrenzten Möglichkeiten schon, das denke ich doch, aber daß er gerade bei diesen Impulsdurchbrüchen und sozial störenden Verhaltensweisen seine Grenzen, deutliche Grenzen gehabt hat, davon muß man ausgehen."

Und weshalb hat man ausgerechnet ihm, dem geistig und körperlich behinderten Peter Schäfer, all diese Witze angedichtet und zugeschrieben?

„Man muß auch damals die Zeitumstände berücksichtigen, die besondere politische Situation, der Druck, der auf der Gesellschaft gelastet hat. Und immer in solchen Situationen das wissen wir ja, bedarf es dann solcher Projektionsfiguren, also Menschen, die Hoffnungen haben und ausleben, auch unkonventionell ausleben, die andere Menschen sich nicht trauen auch auszuleben. Und so könnte ich mir erklären, daß dann viele Anekdoten und frechere oder zotigere Anekdoten dem Blumepeter zugeschrieben worden sind. Es gibt ja auch Informationen, daß er verkleidet als Clown oder Artist teilgenommen hat an solchen Veranstaltungen. Da wird dieser Vorführeffekt eine Rolle gespielt haben. Vielleicht mag das auch eine Möglichkeit für Peter Schäfer gewesen sein, das, was jeder Mensch braucht, diese Selbstbestätigung durch Aufmerksamkeit, die ihm da zuteil geworden ist, auch darüber zu erlangen. So eine Art von Win-Win-Situation würde man heute sagen. Also eine Situation, in der sowohl er etwas davon hatte, wie auch die Menschen, die ihn dazu animierten, in diese Rolle hineinzuwachsen oder hineinwachsen zu versuchen."

Ein uneheliches Kind, behindert

Auf dem Standesamt in Plankstadt weisen die Unterlagen aus, daß die ledige Tagelöhnerin Barbara Berlinghof am 5. April anno 1875 um halb ein Uhr mittags ein Kind zur Welt gebracht hat. Dem Jungen wird der Name Johann Peter gegeben, der leibliche Vater ist nicht benannt. Erst 23 Jahre später wird in der Urkunde folgende Notiz hinzugefügt:

„Die Eheleute Joseph Schäfer und Barbara, geborene Berlinghof, haben am 3. Mai 1898 das Kind als von ihnen erzeugt anerkannt."

Der geistig und körperlich behinderte Johann Peter Berlinghof heißt fortan also Peter Schäfer. Ob der leibliche Vater des Blumepeter aber tatsächlich Joseph Schäfer gewesen ist? Zu diesem Zeitpunkt im Frühjahr 1898 ist Peters Mutter längst mit Joseph Schäfer verheiratet, die Familie lebt inzwischen mit Peter und den anderen Kindern Joseph (geboren am 6.12.1878), Maria (geboren am 29.1.1884 oder möglicherweise erst 1886 oder 1887), Susanne (geboren am 29.1.1888) und Augusta Elisabeth („Else", geboren am 12.3.1892) in Mannheim. Die 44jährige Mutter Barbara ist gerade schwanger, hat zuvor schon zwei Söhne im Kleinkindalter verloren (Max I, geboren am 16.11.1894, gestorben am 8.9.1895; Max II, geboren am 16.1.1896, gestorben am 19.4.1896). Auch dieses Kind, Emilie, das am 4. Dezember 1898 zur Welt kommt, stirbt noch vor Vollendung des ersten Lebensjahres am 7. August 1899. Vater Joseph Schäfer ist 45 Jahre und arbeitet als Maurer in der Industrie- und Handelsstadt Mannheim, die gerade eine Phase immensen wirtschaftlichen Wachstums durchlebt. In dieser gründerzeitlichen *Boomtown* sind extrem hohe Säuglingssterblichkeitsraten und häufige Wohnungswechsel signifikant für die unteren sozialen Schichten der Gesellschaft, zu denen fraglos auch die Schäfers zählten: Zwischen 1900 und 1918 verzeichnet die Meldekarte achtzehn verschiedene Wohnungen des Blumepeter und seiner Familie, sämtliche dieser nachweisbaren Wohnquartiere befinden sich in der Mannheimer Unterstadt, dem Arme-Leute-Viertel.

Gegenüber den Mannheimer Behörden hat Joseph Schäfer das behinderte Kind Peter bereits sieben Jahre vor der Plankstadter Aktennotiz von 1898 als leiblichen Sohn legitimiert: Vom 23. März 1891 datiert eine Abmeldebescheinigung des Umzuges der Familie Schäfer von Plankstadt nach Mannheim. Daraus geht hervor, daß der Maurer Joseph Schäfer, geboren am 4.1.1853 in Schwetzingen, mit seiner Ehefrau Barbara, am 20.5.1855 geborene Berlinghof, samt Kindern nach Mannheim verzogen ist. Die Namen der Kinder werden genannt, an erster Stelle Peter Schäfer, geboren am 5. April 1875. Dem Protokoll führenden Beamten scheint nach Aktenlage keine Geburtsurkunde vorgelegt worden zu sein. Aber weshalb wird dann sieben Jahre später auf dem Standesamt der Gemeinde Plankstadt noch einmal ausdrücklich der mittlerweile 23jährige Peter Schäfer als Sohn des Joseph Schäfer legitimiert? Die Vermutung liegt nahe, daß der behinderte Peter endlich irgendetwas arbeiten und Geld hinzuverdienen sollte. Vielleicht brauchte man dafür einen Gewerbeschein? Was der ehemalige Mannheimer Stadtarchivar und Blumepeter-Kenner Friedrich Teutsch bezweifelte, allerdings auch einräumte:

„Es ist merkwürdig, daß diese legitimierende Ergänzung über Peter Schäfer erst so viele Jahre nach dem Umzug der Familie Schäfer von Plankstadt nach Mannheim erfolgt ist. Zumal die damalige Praxis des Meldewesens im Vergleich zu heutigen Standards wesentlich lockerer gehandhabt worden ist. Aus unseren Unterlagen beim Stadtarchiv Mannheim geht auch hervor, daß Barbara Schäfer, geborene Berlinghof, am 26. Dezember 1910, also im Alter von 55 Jahren ihren Sohn Joseph zur Welt gebracht habe! Denselben Aufzeichnungen zufolge soll der Säugling bereits am 15. Januar 1911 verstorben sein. Vielleicht haben die Schäfers sich dieses Kindes angenommen, um einer schwangeren, aber unverheirateten Frau zu helfen? Wir wissen es natürlich nicht, aber solche Einträge zeigen, daß auch offizielle Aktenvermerke manchmal mit Vorsicht zu genießen sind."

Was Wunder also, daß solche dürren Fakten erst recht zu wilden Spekulationen Anlaß geben. Als Peter Schäfer im Frühjahr 1891 mit seinen Eltern von Plankstadt nach Mannheim in eine Wohnung im Städtischen Bauhof im Quadrat U 3.20 zieht, ist der behinderte Bub bereits sechzehn, eine Schule hat er nie besucht, gar nicht besuchen können. Aber selbstverständlich verzeichnet „Das große Blumepeter Buch" Jahrzehnte später über 29 Seiten hinweg Witze und Anekdoten über „Peter als Schulbu". Etwas akkurater heißt es in einem Zeitungsartikel zum 100. Geburtstag des Blumepeter:

„Die ärztliche Diagnose lautete auf milden Schwachsinn, und da es damals noch keine Sonderschulen gab, blieb Peter Schäfer ohne Schulbildung. Er konnte weder lesen noch schreiben, dazu kam ein wachstumsbedingtes Asthma, wodurch seine Sprache ziemlich mühselig klang und böse Buben zur Nachahmung reizte."

Peter Schäfer wird Blumenverkäufer

Der Mannheimer Autor Michael Ritter hat vor gut zwanzig Jahren für seinen Blumepeter-Film „Ein einsamer Mann namens Schäfer“ versucht, die familiären Verhältnisse etwas genauer zu recherchieren und konnte dazu auch noch die hochbetagte Schwester Peter Schäfers, Else Metzger, befragen:

„Peter Schäfer saß also wohl in Mannheim zunächst nur zuhause herum, er hatte ja praktisch auch keinen Beruf erlernt. Und dann ist man auf die Idee gekommen, eine Tante einzuspannen, die auf dem Wochenmarkt Blumen verkauft hat. Der Peter bekam ein Körbchen mit Blumen in die Hand gedrückt und wurde von Lokal zu Lokal geschickt, um Sträußchen zu verkaufen. Aber auch hier beginnt schon ein bißchen die Wahrheit auseinanderzugehen, denn angeblich soll Peter auch mit seinem Vater durch die Gaststätten gezogen sein.“

Kurz vor der Jahrhundertwende muß das gewesen sein, so hat es auch der ehemalige Mannheimer Stadtarchivar Friedrich Teutsch datiert. Als Blumenverkäufer hätte sich Peter Schäfer demnach schon vor dem Umzug der Familie im September 1904 betätigt, als die Schäfers wohl eine größere Wohnung im Quadrat Q 3 und zwar im 3. Stock von Hausnummer 15 bezogen hatten. Das Gebäude, das als einziges der Blumepeter-Wohnquartiere trotz der Bombenangriffe des Zweiten Weltkrieges und der Jahre des Wiederaufbaus halbwegs im baulichen Originalzustand erhalten geblieben zu sein scheint, war bis Oktober 1905 Wohnsitz der Schäfers. In dieser Zeitspanne von etwa 1895 bis 1905 ist aus dem geistig und körperlich behinderten Peter Schäfer der in Mannheim stadtbekannte Blumepeter geworden.

Paul Kunze, anno 1902 geboren und aus einer renommierten Mannheimer Kürschner-Familie stammend, hat 1990 in einer Gesprächsrunde bei *Kurpfalz-Radio* einige persönliche Blumepeter-Episoden geschildert. Kunze war vier Jahre alt, als er den kleinwüchsigen Blumenverkäufer Peter Schäfer zum ersten Mal erlebt hat:

„Der Blumepeter mußte einfach verkaufen, er war von seiner Familie dazu aufgefordert worden und mußte danach handeln. Man konnte den Mann nicht so ernst nehmen, er war geistig etwas angekratzt, wie wir in Mannem sagen. Aber die vielen unschönen Dinge, die man über ihn verbreitet, da bin ich dagegen. Er war leicht zu reizen, war dann aufbrausend, aber wenn er einfach in Ruhe gelassen wurde, dann konnte er durchaus nett zu einem sein. Aber wir wissen ja umgekehrt, wie Kinder und Mannemer sein können: Die haben ihn aufgezogen, Blumepeter hier, Blumepeter dort, und dann konnte der Peter Schäfer schon etwas ausarten. Obendrein konnte man sich mit ihm ohnehin nur schwer unterhalten, der Blumepeter war immer darauf aus, seine Blumen loszuschlagen: *Kaaf mer ebbes ab! Kaaf mer ebbes ab!* Ich erinnere mich noch, wie wir Buben vom Quadrat M 1 eines Tages Gassekrach mit denen von M 4 hatten, auf einmal hieß es halt, am Dienstagabend um sechs Uhr ist Gassekrach, also nichts wie hin und Kräfte gemessen, munter drauflosgeprügelt. So ein Kampf unter Jugendlichen halt, und in dem Moment, in dem es am ärgsten zuging, kam ausgerechnet der Blumepeter vorbei. Der ist nämlich immer vom *Prinz Max* nach M 1 und M 2 gestiefelt. Doch von uns tobenden Buben sieht ihn keiner, auf einmal ist der Peter mittendrin im Kampf, fällt um mit seinem Blumenkörbchen. Und ich merke das und sage zu ihm: *Mensch Blumepeter, da ist doch Gassekrach, mach daß Du rauskommst!* Aber da lag er nun mit seinem Blumenkörbchen, ich habe ihm also aufgeholfen und da bedankt er sich doch und sagt zu mir mit seiner Fistelstimme: *Du bisch'n kloorer Kerl!* Also für mich war das so, als wäre ich vom Blumepeter geadelt worden."

Paul Kunze ist einer der wenigen Zeitzeugen gewesen, die Peter Schäfer tatsächlich noch persönlich erlebt und seinen Lebensweg nicht nur vom Hörensagen gekannt und mitverfolgt haben:

„Der Blumepeter war ein ganz ruhiger Mensch. Wenn ich als Kind mit meinen Eltern in einer Gastwirtschaft war und der Peter mit seinen Blumensträußchen reinkam, dann bot er die einem richtig brav und anständig an. Aber andererseits, wie betont: Man konnte ihn auch ganz schnell reizen, gerade Kinder haben das auch immer mal wieder regelrecht herausgefordert, haben den behinderten, kleinwüchsigen Blumepeter gefrotzelt, verspottet und geärgert. Und dann ist der Peter natürlich etwas frech und ausfällig geworden, was mit der Zeit allerdings immer mehr ausartete."

Persönlich kennengelernt hat den Blumepeter damals auch Willi Tronser. Der am 28. Dezember 1904 geborene Sohn einer Mannheimer Arbeiterfamilie – Vater Johannes arbeitete als gelernter Schlosser bei der Firma Heinrich Lanz und war Mitglied in der SPD – hat den Lebensweg Peter Schäfers nicht nur in Kindheitstagen aus eigener Anschauung verfolgt, sondern später auch als Erwachsener begleitet. Denn Willi Tronser, der es dank des vielgelobten „Mannheimer Schulsystems" als Arbeiterkind 1924 sogar zum Abitur gebracht hatte, wechselte nach einer kaufmännischen Lehre in den Dienst der Stadt Mannheim und arbeitete dort ab 1928 im Fürsorgeamt, wo er denn auch für den Pflegling Peter Schäfer zuständig war. Dessen Unterbringung und Betreuung in Weinheim und später in Wiesloch wurde nämlich seit 1919 von der Stadt Mannheim finanziert. Wir haben im Jahr 2000 mit dem damals 95jährigen Willi Tronser noch ein ausführliches Interview für unseren SWR-Film über den Blumepeter aufzeichnen können – und sind bis heute beeindruckt von der liebenswürdigen, hellwachen Art, in der uns dieser bemerkenswerte Zeitzeuge Informationen über Peter Schäfer gab. „Blumepeter war in meinen Augen ein armer Kerl und ist mißbraucht worden für Dinge, für die er gar nichts dafür kann", erinnerte sich Willi Tronser: „Es war vor 1914, beim Fasnachtsumzug in Mannheim und da seh' ich ihn immer noch vor mir, den Blumepeter, wie er in einer Pferdedroschke saß, oben auf dem Bock neben dem Kutscher und man hatte ihn fasnachtlich zurechtgemacht. Ich war damals etwa zehn Jahre alt und hab' mich gar nicht erfreuen können, weil er mir leidgetan hat und gewissermaßen zum Gespött der Tausenden von Menschen oben saß. So also war mein Eindruck. Ich hab' den Peter Schäfer wiederholt dann in Gastwirtschaften gesehen, muß aber sagen, die Leute haben ihn akzeptiert, ohne sich über ihn lächerlich zu machen, wenn sie seine Blumensträußchen nicht kaufen wollten, hieß es einfach *also heut nit Blumepeter, s'näggschde Mal widdr*, dann ist er fortgegangen. Er wäre sich seines Nachruhmes zu Lebzeiten ohnehin nicht bewußt gewesen, er war nicht ansprechbar. Und seine Antworten waren sehr kurz und man mußte sich große Mühe geben, sie überhaupt zu verstehen, weil er kein klares Mannheimerisch sprechen konnte. Das, was er rausbrachte, war: *Kaaf mer ebbes ab*, wenn er seine Blumensträußchen von Blumengeschäften zum Verkaufen gekriegt hat. *Kaaf mer ebbes ab.* Und wenn man ihn angeguckt hat und gesagt hat, *Peter heut nit,* dann war er zufrieden und ist weiter. Man war meistens geduldig mit ihm, bis er sich gefangen hat und weitergezogen ist. Er konnte ja nicht normal gehen, er ist eher *geschläbbelt.* Und Witze erzählen konnte er gar nicht, da ist ihm vieles angehängt worden, man muß ja jemand haben, mit dem man seine Späßchen machen und seinen Spott treiben konnte und da war der Blumepeter gut genug. Auch weniger schöne Witze wurden ihm angedichtet, auch Dinge, von denen er keine Ahnung haben konnte, er ist ja gar nicht gefragt worden. Es war halt ein billiges Objekt. Ich bin später oft von Gästen gefragt worden, wieso ausgerechnet dem Blumepeter ein Denkmal in Mannheim gesetzt wurde. Ich konnte auch keine Erklärung geben, das war auch für mich selbst etwas verwunderlich. Und zu erklären, daß das ein kranker, nicht ansprechbarer Mensch war, und das ist das Mannheimer Idol, das haben viele nicht verstanden. Aber es ist ja so, die Menschen suchen ein Objekt, das ist in anderen Städten auch so, und identifizieren sich mit diesem Objekt. Insofern haben wir in Mannheim etwas Pech gehabt, daß unser Objekt nicht zum Zeigen war und eigentlich keine Werbung für Mannheim war. Das ist meine persönliche Meinung, ich weiß, daß das viele nicht gern hören, aber so sehe ich das nun mal."

Peter Schäfer wird zum Blumepeter

Peters Mutter Barbara Schäfer stirbt am 16. Oktober 1917 mit 62 Jahren. Vier Jahre später ist auch Vater Joseph Schäfer gestorben, wie aus einem Schreiben an Sohn Peter zur Testamentseröffnung hervorgeht. Das Mannheimer Notariat lädt die Anverwandten der Familien Franz Mai, Schwetzingerstraße 160 (dort wohnte Vater Schäfer zuletzt) in Mannheim und Ludwig Metzger, ebenfalls in Mannheim wohnhaft, und zwar in G 3.15. Aber auch der schon seit 1919 in der Pflegeanstalt Weinheim untergebrachte Peter Schäfer erhält eine Vorladung für „Montag, den 26. September 1921, vormittags 11 Uhr in die Amtsräume des Notariats Q 6.1." Das amtliche Schreiben an den Blumepeter erfolgt mit dem Hinweis, „daß Ihnen das Erscheinen im Termine freisteht und im Falle Ihres Nichterscheinens Ihnen der Sie betreffende Inhalt des Testaments schriftlich zugefertigt wird."

Ob Peter Schäfer tatsächlich gekommen ist, läßt sich anhand der Akten nicht klären. Sicher scheint jedoch, daß es von väterlicher Seite ohnehin nicht viel zu vererben gab. Denn schon die Kosten für die Unterbringung des Pfleglings Peter Schäfer in der Weinheimer Anstalt – ebenso wie später in der Wieslocher Psychiatrie – hat von Anfang an das Fürsorgeamt der Stadt Mannheim übernommen.

Blumepeters letzte Wohnung in Mannheim befand sich im Quadrat S 6.8 in einem Hinterhaus im dritten oder vierten Stock. Das Gebäude ist im Zweiten Weltkrieg ausgebombt und nicht wieder aufgebaut worden. Die Baulücke dient heute als Parkplatz, bietet aber Einblick auf ein benachbartes Hinterhausquartier, das zumindest erahnen läßt, wie das karge Ensemble zu Peter Schäfers Zeiten ausgesehen haben mag. Damals wohnte der kleinwüchsige Blumenverkäufer bei seinem Schwager Heinrich Glatz, der Peters Schwester Susanne geheiratet hatte. Neben Susanne Glatz, geborene Schäfer, gab es auch noch zwei Mannheimer Bürger, die sich mehr oder minder regelmäßig um den Blumepeter gekümmert zu haben scheinen: Karl Buck, Jahrgang 1878, und Ernst Buck, 1875 geboren, damals als „Gebrüder Buck" auch in Mannheimer Variétés und bei Fasnachtsveranstaltungen ihres Vereins *Feuerio* gern gesehene Coupletsänger und Kabarettisten. Zeitgenössische Fotos, die den kleingewachsenen Blumepeter etwa als Schwerathleten oder auch als eleganten Herrn im Frack zeigen, gehen wohl allesamt auf die Buck'schen Bemühungen um Peter Schäfer zurück. Schon vor dem Ersten Weltkrieg sind in Mannheim Ansichtskarten mit diversen Blumepeter-Motiven verkauft worden. Christian Buck, 1927 geborener Sohn von Karl Buck, erinnert sich bestens an die Erzählungen seines 1959 verstorbenen Vaters über Peter Schäfer:

„Der Blumepeter kam öfter in die Bilderrahmenwerkstatt meines Vaters in T 2, Hausnummer 1. Der Peter wohnte damals ja ganz in der Nähe in S 6 und wenn irgendwas zu erledigen war, schaute auch seine

Schwester vorbei. So nach dem Motto: *Herr Buck, der Peter bräuchte mal wieder ein Paar Schuhe oder ein Hemd.* Das Geld dafür kam durchaus vom Peter selbst, der einzige, dem er in finanziellen Dingen wohl traute, scheint mein Vater gewesen zu sein. Wenn der Peter aus seinen Blumenverkäufen eine gewisse Summe erlöst hatte, dann ging er zusammen mit meinem Vater einkaufen. Einen exakten zahlenmäßigen Begriff von Geld und Geldwert hatte der Blumepeter allerdings nicht, er konnte ja weder rechnen noch schreiben. Wenn er seine Blumensträußchen verkaufte, hat er deshalb seine Hand aufgehalten oder Wechselgeld hingehalten, so mit dem Motto: *Da, nemm ders raus!* Manche Kunden haben auf Wechselgeld verzichtet, manche haben etwas rausgenommen, aber im Grunde dürfte der Peter einen guten Schnitt gemacht haben. Daß Papiergeld wertvoller ist als Münzgeld, hat der Peter Schäfer übrigens spitzgekriegt, da war er ein klein wenig clever. Seine Geldscheine hat er sorgfältig zusammengefaltet, nahm seine Datschkapp runter und hat die Moneten dort geschickt versteckt. Im Futter seiner Mütze war nämlich eine kleine Naht aufgerissen und aufgetrennt, genau dort hinein hat der Peter dann sein Papiergeld reingeschoben. Das war der Peter Schäfer."

Dieter Preuss, allzu früh verstorbener Journalistenkollege beim *Mannheimer Morgen* verbreitete Anfang der sechziger Jahre in einem Zeitungsartikel folgende Episode:

„Zwei Mannheimer Geschäftsleute und große Fasnachter bei der Karnevalsgesellschaft *Feuerio*, die Brüder Buck, nahmen sich des Blumepeters an und verschafften ihm gelegentlich eine kleine Nebeneinnahme. Beide waren nämlich als Vortragskünstler im privaten Kreis und bei geselligen Veranstaltungen geschätzt und bezogen ab und zu den inzwischen populär gewordenen Blumepeter in ihr Programm ein. Wilhelm Unsöld, ein zu jener Zeit bei der *Schwarzen Kattel*, dem katholischen Volksblatt tätiger Berichterstatter, erinnerte sich mit innigem Vergnügen an eine Feuerio-Sitzung im ehemaligen Bernhardushof, jetzt Schauburg, etwa um 1910. Da trat Karl Buck, als Blumepeter maskiert, als Ringkämpfer auf und bat einige Herren aus dem Zuschauerraum, mit ihm einen Gang zu wagen. Niemand meldete sich. Da kam aus den Kulissen der echte Blumepeter heraus und sagte eine mühsam gelernte Rolle auf. Die lautete: *Was, Sie wolle mich markiere, Sie halwi Portion? Ihne zeig ich, wer de Blumepeter is! Ihne schmeiß ich uff de Buckl, Herr Buck, daß Sie's Uffschtehe vergesse!* – Leiser fügte er hinzu, und das gehörte eigentlich nicht zu seinem Text: *Kall, schmeiß mich nit um, ich muß doch gewinne, dann krieg ich e Hantel vun deim Bruder!* Der Beifall war gewaltig. Schon lange hatte sich der Peter eine Hantel gewünscht, denn er hielt sich für einen Athleten."

Christian Buck bestätigt die kuriose Geschichte:

„Und die Hantel hat der Peter dann auch tatsächlich bekommen, obwohl er selber ja ein ganz kleiner Kerl war und überhaupt keine Kraft besaß. Dieser spezielle Ringkampf im Bernhardushof, dem sogenannten Katholischen Bahnhof in K 1, blieb allerdings der erste und einzige Auftritt des Blumepeter. Denn er konnte ja gar keinen Text behalten, vielleicht zwei, drei Worte. Aber das wars dann schon. Heute würde man sagen, der Peter Schäfer war ein Depp, ein Kretin."

Franz Schmitt, bekannter Lokaljournalist und wie Christian Bucks Vater Karl ebenfalls ein großer Freund der Mannheimer Fasnacht, wußte noch von einer anderen Ringer-Episode des Blumepeter zu berichten: „Ein Athlet wollte er sein. Er sagte *Aklet* dazu", heißt es in einem Bericht von Franz Schmitt im *Mannheimer Morgen* vom 6. Oktober 1960. „Im *Apollo* gab es ziemlich regelmäßig Konkurrenzen der Berufsringer, an denen die Mannemer aller Alters- und Gehaltsklassen heißen Anteil nahmen. Es wurde nur griechisch-römisch gerungen. Publikumsliebling war Heinrich Eberle aus Freiburg, der mit seiner eigenen Truppe reiste und demzufolge unter Garantie als Sieger hervorging. Eberle – die Mannemer sprachen seinen Namen *Ewerlee* aus – war ein sympathischer Ringer und ein schöner Mann. Ganz im Vertrauen, unsere Mütter schwärmten ausnahmslos für ihn. In allen Ehren natürlich. Diesen Heinrich Eberle forderte der kleine Blumepeter eines Tages zum Kampf – und besiegte ihn. Allerdings hat Peter nie erfahren, daß er nicht Eberle auf die Schultern legte, sondern den *Dottel Schäfer*, der sich einen imposanten Eberle-Schnurrbart aufgeklebt hatte. Peter merkte den frommen Betrug in seinem Eifer nicht, und *Dottel* war bis zu seinem Lebensende Meister in jeglicher Viecherei. Für seinen Sieg bekam der Peter eine Medaille, die er noch lange mit Stolz trug. Wenn ihn die Buben ärgerten, was öfters vorkam, dann deutete er auf seine Medaille: *Ihr Bankert, wißt ihr nit, daß ich de Ewerlee gschmisse hab?!* Und prompt stellte sich der Respekt auf der Gegenseite ein."

Bei allem Respekt vor „Franzl" Schmitt, der im Jahr 1970 übrigens zum allerersten Träger des vom verklärten Blumepeter-Bild inspirierten *Bloomaulordens* gekürt wurde: So schlagfertig hatte nicht einmal Karl Buck den realen Peter Schäfer in Erinnerung. Wie Christian Buck aus den Erzählungen seines Vaters über Peter Schäfer zu berichten weiß:

„Das Einzige, was der Peter gut konnte, war frech sein. Frech und sehr jähzornig, ja, das war er. Der Peter lebte die letzten Jahre seiner Zeit in Mannheim bei seiner Schwester Susanne und ihrem Ehemann Heinrich Glatz. Sie hat sich wirklich um den behinderten Peter bemüht, aber manchmal ist sie voller Verzweiflung zu meinem Vater gerannt gekommen und hat um Hilfe gebeten, weil sich der Peter so böse und wütend benommen hätte. Einmal hat sie darüber geklagt, als der Peter das Essen in den Kohlekasten feuerte, obwohl sie ihm sogar Schnitzel und Kartoffeln mundgerecht vorgeschnitten hätte. Mein Vater ging dann mit, stellte den Peter zur Rede und bekam als Erklärung für den Vorfall zur Antwort: *On demm Schnitzel war kää Soß dro!* Nicht zu vergessen auch Peters Kenntnis von obszönen Ausdrücken. Mein Vater hat mir erzählt, wie er einmal auf dem Mannheimer Marktplatz spazierengegangen ist und den Blumepeter vor einem Schaufenster hat stehen sehen. Der Peter war ganz vertieft in die Geschäftsauslage, Kopf und Körper ganz vornübergebeugt, Hände hinterm Rücken auf dem Buckel verschränkt. Mein Vater schleicht sich an, fix die Hände vor und dem Blumepeter die Augen zugehalten. Der wird fuchsteufelswild, will sich befreien und setzt gerade an, sein Lieblingswort *A ...* zu brüllen, als mein Vater ihm die Sicht wieder freigibt und der wütende Peter gerade noch die verbale Kurve kriegt: *Aaah ... Du bischs Kall!* In all den Jahren, in denen mein Vater mit dem Blumepeter zu tun hatte, war das die einzige Geschichte, die es über Peters vermeintliche Schlagfertigkeit zu erzählen gab. Mehr hatte unser Blumepeter nicht drauf, von Spontaneität und Witz keine Spur. Der Peter ist erst nach seinem Tod, nach Ende des Zweiten Weltkriegs groß rausgekommen. Vom *Feuerio* und vor allem von der Tageszeitung *Mannheimer Morgen* und der dazugehörigen Verlagsanstalt enorm aufgebauscht, ohne realen Hintergrund: Die Witze sind ihm allesamt angedichtet worden. Und was sind das schon für Witze? Allerweltskram, den man auf jeden übertragen konnte. Und selbst dafür war unser wirklicher Peter Schäfer schlicht und einfach zu dumm."

Was aber auch nicht ausschließt, daß Peter Schäfer um 1900 zu einer stadtbekannten Figur geworden war. Eine unter vielen merkwürdigen Gestalten, die damals die Mannheimer Innenstadtquadrate auf skurrile Art und Weise geziert zu haben scheinen. Christian Buck erinnert sich aus den Erzählungen seines Vaters an diese menschliche Menagerie:

„Da gabs den *Nasegraf*, mit bürgerlichem Namen Philipp Graf. Dessen Riechorgan soll einen Schatten wie der Eiffelturm geworfen haben, nun ja. Der *Nasegraf* war begeisterter Theatergänger, auch wenn es ihm immer nur zum Schpatzeplatz reichte, also zum vierten Rang unterm Dach des Nationaltheaters. Ganz besonders empört war unser Nasegraf, wenn *Carmen* gegeben wurde: *Isch war in de Hure-Carmen!*, hat er sich dann bei meinem Vater empört. Dann gabs einen, das war *de Daniel*, dem haben sie immer einen Polizeihelm mit Pickelhaube aufgesetzt. Auf die Spitze haben die ihm allerdings immer ein Brötchen gesteckt und so ist *de Daniel* dann durch die Mannheimer Innenstadt gewetzt. Und wie stolz war er dann! Vom anderen Neckarufer stammte der *Schottekarl*, dessen Bruder war wohl Korbflechter und von dem hat er einen Stuhl mit geflochtenem Sitz gehabt. Und genau den hat der *Schottekarl* immer mit sich durch Mannheim geschleppt, was den Mann nicht davon abhielt, auf offener Straße Frauen zu belästigen. Eine gewisse Parallele zum Blumepeter, aber der war schon von seinem Äußeren her bekannter als diese Gestalten. Neben dem Peter Schäfer gabs allerdings auch andere, mindestens ebenso prominente Außenseiter, den *Meese Hannes* etwa, am 16. Mai 1888 links des Rheins in Oppau geboren, in Mannheim als Tagelöhner beschäftigt, Sackträger und Kohlearbeiter im Hafen, ein humoriger Kauz, über den nicht nur Witze kursierten, sondern ein schräger Vogel, der auch andere mit eigenen Scherzen zu veräppeln wußte. Vielleicht ist er deshalb auch nicht zu solchem Nachruhm gekommen wie unser kleinwüchsiger, auffälliger Peter Schäfer. Dem konnte man halt alles andichten, dem Johannes Mees wohl nicht. Im *Großen Blumepeter Buch* finden sich übrigens selbstredend auch erfundene Stories über *Peter und Meesehannes*. Zu den schrägen Mannheimer Gestalten jener Jahre gehörte auch Elise Schmalz, die *Brunslissel*, die früher die Bedürfnisanstalt auf dem Marktplatz sauber hielt. Vom Typ her eher in Richtung Blumepeter kam wohl der *Gillegalle*, ein ziemlich großgewachsener Epileptiker, der wegen seiner auffälligen Gangart zur Zielscheibe für irgendwelche Geschichtchen wurde. Und dann gab es in Mannheim auch noch den *Finkekarle*, ebenfalls recht groß und schlank, ein Tagedieb, der mit einem gewissen handwerklichen Geschick und bisweilen bösartiger Bauernschläue agieren konnte. Der *Finkekarle* machte Hausbesitzer auf lokker sitzende Dachziegel aufmerksam: *Heer, do owwe issn Ziggel kaputt unn lodder!* Und *Finkekarle* erbot sich sogleich an, den defekten Ziegel zu ersetzen, wobei der raffinierte Kerl dazu jedoch einfach einen Ziegel vom benachbarten Dach nahm. Zu Weihnachten ist der *Finkekarle* mal mit der Masche gekommen, er habe ein gut abgerichtetes Frettchen und würde damit Karnickel jagen: *Gibbsch mer ä Mark, donn kriggsch Du zum Fescht ä schääns Karniggele!* Die Leute, die ihm damals die Mark bezahlt haben, warten heute noch auf ihr Kaninchen. So war der *Finkekarle*, ein Stromer, der wie der Blumepeter fast Tag für Tag in die Werkstatt meines Vaters kam. Interessanterweise waren der Peter und der *Finkekarle* einander spinnefeind, sobald einer da war und der andere kam, gab es Streit. Vielleicht witterten die beiden skurrilen Typen ja jeweils den Konkurrenten, wer weiß? Aber kurios, wie das Leben nun mal sein kann, sind sie sich später in der Heil- und Pflegeanstalt Weinheim wiederbegegnet. Der *Finkekarle* ist allerdings nicht dahingekommen, weil er geistesgestört gewesen wäre, er kränkelte vielmehr und war fast erblindet. Und dort in Weinheim hat er dann den Blumepeter getroffen, der hat ihn dann im Anstaltspark spazierengeführt, richtige Freunde seien sie geworden, hat mein Vater erzählt."

Bis dahin hatte Peter Schäfer als „Blumepeter" fast zwei Jahrzehnte lang zu den in Mannheim stadtbekannten Personen gezählt. Schon zu dieser Zeit sind über ihn Geschichten, Anekdoten und Witze erzählt worden. Der verwachsene, grinsende Kerl mit der asthmatisch klingenden Fistelstimme war ein in jeder Hinsicht auffälliger Zeitgenosse, der mit seinem Spruch *Kaaf mer ebbes ab!* durch Straßen und Lokale in Mannheim streifte, um seine Blumensträußchen *for zwanzisch Penning* unter die Leute zu bringen. So einer erregt zwangsläufig Aufmerksamkeit und mag zu Spöttereien und Witzeleien reichen Anlaß geliefert haben. Friedrich August Pietzsch, nach eigenem Bekunden „ein alter Mannheimer", hat sich im Gefolge des merkwürdigen *Blumepeter-Revivals* der fünfziger Jahre die Mühe gemacht, auf drei Schreibmaschinenseiten seine persönlichen Erinnerungen an Peter Schäfer festzuhalten und dem Mannheimer Stadtarchiv als Typoskript zu überlassen. Darin heißt es:

„Wir Alten, die wir den Blumepeter noch persönlich erlebten, wissen genau, daß der heutige Rummel um ihn an den Haaren herbeigezogen ist! Wer kann schon eine einwandfreie Definition dieses Geschöpfes geben? War es ein Kretin oder ein Depp, oder gar ein gerissenes Individuum, das verstanden hat, durch seine Verstellung Mitleid zu erregen, um den leichtgläubigen Leuten das Geld besser entlocken zu können? Auf jeden Fall erschien uns Zeitgenossen der wirkliche Blumepeter als sehr harmlos und sehr beschränkt. Alles, was heute über ihn und seine angeblichen Witze gedruckt wird, ist als Fälschung anzusehen. Der Mannheimer Volksmund legte dieser stadtbekannten Figur seine Witze in den Mund, gerade weil man wußte, daß dieser Gnom hierzu nicht fähig war. Das war ja nichts Neues, wir brauchen ja nur an den *Sanitätsgefreiten Neumann*, an *Bonifazius Kiesewetter* u. a. denken. Es wäre eine Beleidigung für den Mutterwitz der Mannheimer, hätte der Volksmund dieser Stadt nur solche faden Witze, wie wir heute zu lesen bekommen, auf die Beine gebracht. Der Mannheimer war in früheren Zeiten immer sehr derb und saftig; der Typ eines echten Pfälzers, der stets sein Mundwerk auf dem rechten Fleck hatte und keine Antwort schuldig blieb, der den Humor schon mit der Muttermilch in sich gesaugt hatte; auch zuweilen arge Sprüche klopfte, zum Übertreiben neigte, den Mund zu voll nahm und kräftig *bloote*, wie der Mannemer Ausdruck lautete, daher erhielt er den Ehrentitel *Mannemer Bloomaul*! Wenn die alten Mannheimer alle sogenannten Blumepeter-Witze sammeln und drucken ließen, so könnte man diese in keinem

Laden kaufen, dann würden solche nur unter dem Ladentisch gehandelt werden à la Wirtinnenverse. In den Jahren 1909 bis 1914 trafen sich ehemalige Realgymnasiasten, die inzwischen Hochschulen bezogen hatten, in den Semesterferien regelmäßig im *Weinberg* zum Frühschoppen. Hier erschien der Blumepeter und bot Blumen und andere Dienste an. Zu jedem Ulk und Schabernack war man als Student sowieso aufgelegt und es wurde daher mit dem Blumepeter viel Schindluder getrieben. Schon wenn er an unseren Tisch herantrat mit seiner stereotypen Frage: *Mei Herre, kaafe Se mer kaa Blume ab?*, wurde von uns gefragt: *Blumepeter, for wen denn?* Antwort: *For de Mamme!* Wir: *Nee, for de Babbe!* Die ominösen Fragen, die von uns an den Blumepeter gestellt wurden, blieben fast immer unbeantwortet; nur ein pfiffiges Schmunzeln ging ab und zu über seine Visage, denn er war sich gewiß, daß er am Ende von uns doch einen Groschen bekam, der seiner Zeit einen Wert von drei Zehntel Glas Bier oder drei Eiern hatte. Ab und zu wurden dem Blumepeter auch Blumen abgekauft und er wurde beauftragt, sie dieser oder jener Dame im Lokal zu überreichen, wofür er noch besonders belohnt wurde. Gerne verrichtete er solche Liebesdienste; seine Spezialität bestand im Überbringen von Briefchen an im Lokal allein sitzende Damen, wofür er regelmäßig einen Groschen einheimste. Sehr oft beugte er sich zu uns herunter und flüsterte: *Sie, do driwwe hockt ääne* und machte eine entsprechende Fingerfigur mit einem echten Mannemer Wort begleitend. Naja, wir musterten diese Dame dann und konnten nur feststellen, daß sie wohl aus dem Dirnenmilieu stammen könnte. Also wurde ein Zettel geschrieben mit Bestellung auf soundsoviel Uhr an der Uhr am Wasserturm. Blumepeter kassierte und brachte den Zettel der Dame. Entweder kam er zurück mit dem Zettel, worauf etwa stand: *abgemacht* oder er erklärte, das Fräulein wolle *nix vun selle Buwe wisse*, worauf Blumepeter darüber aufgeklärt wurde, daß wir *Herre* seien. Die Nachbarschaft nahm natürlich regen Anteil an solchen Vorgängen; es war für sie stets eine Gaudi. Unsere Bemühungen, dem Blumepeter einen Witz zu entlokken, blieben trotz guter Angebote erfolglos, weil er einfach dazu unfähig war; aber wir wollten doch gerne einen Blumepeterwitz aus seinem eigenen Munde hören, weil schon damals sogenannte Blumepeterwitze kursierten; alles war vergeblich. Eines Sonntags erschien unser *Kaalche* mit seinem *Boxel* zum Frühschoppen. Der *Boxel* war ein gutmütiger Boxerhund, der noch niemandem etwas zu Leide getan hatte; nur Schäferhunde und Dobermänner konnte er nicht ausstehen; wenn er diese von weitem sah, sträubten sich seine Rückenhaare, fletschte er die Zähne und knurrte grimmig. Wir hatten mitten im Lokal einen gerade freiwerdenden Tisch ergattert, unser *Boxel* mußte wie immer unter dem Tisch Platz nehmen und schlief dann gewöhnlich ein. Bei der lebhaften Unterhaltung hatten wir gar nicht bemerkt, daß der Blumepeter ins Lokal gekommen war. Auf einmal springt unser *Boxel* auf, knurrt wahnsinnig und fletscht die Zähne und will den noch mehrere Tische entfernten Blumepeter anspringen; zum Glück konnte sein Herrchen ihn noch am Halsband fassen und zurückhalten, denn sonst, wer weiß, was dem Blumepeter passiert wäre? Der Blumepeter, durch das Knurren des Hundes auf die Gefahr aufmerksam geworden, bekam es mit der Angst zu tun und verließ schleunigst das Lokal. Der *Boxel* aber beruhigte sich erst wieder, als der Blumepeter die Türe hinter sich zugemacht hatte. Wir konnten gar nicht fassen, daß unser braver *Boxel* so außer Rand und Band angesichts des Blumepeter kam. Es war das erste Mal, daß er einen Menschen anfiel; später hat er es auch nie wieder getan. Hat sein Instinkt diesen Blumepeter nicht als Mensch angesehen? Auch später hat er sich wie ein wildes Tier gebärdet, wenn der Blumepeter das Lokal betrat. Aber er wurde dann stets an die Leine genommen und der Blumepeter ging in einem großen Bogen um unseren Tisch herum ..."

Es werden sich in Deutschland bald einige Herrenmenschen finden, die Behinderte wie den Blumepeter tatsächlich nicht als Menschen akzeptieren, sondern als „lebensunwert" klassifizieren werden. Doch bereits lange bevor die Nazis das Kommando in Deutschland übernehmen werden, ist das vermeintliche Mannheimer Original für den Rest seines Lebens in der Psychiatrie untergebracht worden oder um es im Mannheimer Idiom zu sagen: in der *Klapsmühl* gelandet. Ab 1919 in der Kreispflegeanstalt Weinheim, ab 1929 bis zu seinem Tod in der Heil- und Pflegeanstalt Wiesloch. Zuvor mag es dem gnomenhaften, grinsenden Blumenverkäufer gelungen sein, geistige wie körperliche Defizite halbwegs zu kompensieren. Peter Schäfer durfte sich zum possierlichen, so gern als Fotomotiv benutzten Mannheimer Stadtclown empordienen – oder mag, was wahrscheinlicher ist, in diese Rolle geradezu hineingedrängt worden sein, mit all diesen fingierten und inszenierten Auftritten als Ringer, Boxer, Gewichtheber und Artist, als kühner Autofahrer oder als befrackter Herr von Welt.

Doch die beliebten Blumepeter-Souvenirfotos präsentieren einen geschönten Blick. Der Alltag des behinderten Blumenverkäufers Peter Schäfer muß weitaus weniger beschaulich gewesen sein, wie Zeitzeuge Willi Tronser in unserem Fernseh-Interview erläutert hat:

„Der Blumepeter ist bei seinen Verkaufszügen überwiegend in der Gegend geblieben, wo er gewohnt hat. Es waren sehr arme, einfache Verhältnisse, auch niveauarme. Wir hatten in Mannheim ja zum Beispiel die *Landkutsch* gehabt, an sich ein bürgerliches Lokal, wie man damals sagte. Dort durfte der Blumepeter noch rein, weil die Gäste anständig zu ihm waren und das nicht beanstandet haben, wenn er reinkam. Die haben ihm auch mal was zugesteckt und ihn akzeptiert als armer Mensch. Andernorts aber, da hat er gestört, da hat man ihn zurückgehalten. Denn dort, in den besseren Gaststätten hätte er gestört. Auch weil da viele auswärtige Gäste waren und da hätte man dieses Mannheimer Idol – in Gänsefüßchen – gar nicht zeigen können, weil es viele nicht verstanden hätten. Daß man so ein Aufhebens macht, da muß man halt die Sache kennen. Und das war bei Fremden eben nicht der Fall. Der Peter Schäfer hatte trotzdem viele Anlaufstellen, wo er seine Blumensträuße feilgeboten hat. Man darf ja nicht vergessen, in der Innenstadt gab es damals sehr viele Kneipen, praktisch in jedem Eck in den Mannheimer Quadraten war eine Wirtschaft, das war dann das Arbeitsgebiet vom Blumepeter. Das ist mit heute nicht mehr zu vergleichen, wenn Sie bedenken, was für ein Betrieb im Hafen war, da wurde auch samstags und sonntags gearbeitet, die Sackträger haben gut verdient, die haben dann auch in den Wirtschaften ihren Lohn gelassen, die mußten ja immer warten, einsatzbereit sein, hingen in den Kneipen herum. Das war ein pulsierendes Leben im Mannheimer Hafen, mit so vielen bekannten Reedereien und dem Großhandel, dazu viele Getreidelagerhäuser. Mit der Situation von heute ist das überhaupt nicht mehr vergleichbar. Ich weiß noch, im Hafen gabs keinen Feiertag, da musste entladen werden, der Fuhrunternehmer Reichert hatte 20 Pferde in den Stallungen im Jungbusch und die waren voll beschäftigt."

Das war das Terrain, auf dem sich Peter Schäfer bewegte. Einfache Milieus in der großen, wirtschaftsstarken Industrie- und Handelsmetropole Mannheim. Es mögen die besten Zeiten gewesen sein für ein finanzstarkes, selbstbewußtes Großbürgertum in der Quadratestadt. Eine scheinbar so festgefügte Welt, die in den Jahren des Ersten Weltkrieges unterging. Aus den Fugen geraten in den Zeiten des massenhaften Tötens und Abschlachtens vor Verdun und andernorts, zerbrochen in dem zermürbenden Alltag an der Heimatfront zwischen Kriegsanleihen, Heldengedenken und Steckrübenwinter – da ist der behinderte Mensch Peter Schäfer wohl allmählich aus dem Blickfeld der Mannheimer geraten und am Ende schließlich immer öfter aus seiner Rolle gefallen. Der putzig-possierliche Blumepeter aus der Zeit unmittelbar nach der Jahrhundertwende, festgehalten in den bis heute bekannten Foto-Posen, ist nur noch eine ferne Erinnerung an bessere Tage der Stadt Mannheim. Und dies nicht erst seit heute, sondern wahrscheinlich schon Ende des Ersten Weltkrieges. „Ich stand zufällig am Tattersall", schildert Willi Tronser in seinen schriftlichen Erinnerungen die Ankunft der in Mannheim stationierten Truppen im Winter 1918/19: „Die Soldaten kamen von Ludwigshafen, müde und apathisch, genauso wie ihre Pferde. Mit Mann und Roß und Wagen hatte sie der Herr geschlagen. Es war ein Bild des Jammers, das den inzwischen 14jährigen zutiefst ergriff und nachdenklich machte. Es folgten Inflation mit Weißrüben, Pferdefleisch (markenfrei)."

Blumepeter wird zum Fall für die Anstalt

Irgendwann in diesem Abgesang einer Epoche ist der ehedem auf den Straßen und in den Lokalen Mannheims so präsente Peter Schäfer aus dem Verkehr gezogen worden. Die Menschen hatten in Zeiten von

Krieg und Steckrübenwinter andere Sorgen, als daß sie sich für das Schicksal dieses behinderten Zwerges weiter interessiert hätten. Aus dem Auge aus dem Sinn. Das Verhalten des bald 44 Jahre alten Blumenverkäufers muß jedenfalls Anstoß erregt haben. Denn nur ein Jahr nach dem für die siegesgewisse deutsche Nation so verheerenden Kriegsende wird in Mannheim amtlich registriert, daß der Blumepeter von der öffentlichen Person zum öffentlichen Ärgernis geworden ist. Beginnt Peter Schäfer Passanten anzupöbeln, die nichts bei ihm kaufen wollen? Betrinkt er sich? Oder mag er vielleicht von böswilligen Zeitgenossen bewußt mit Alkohol abgefüllt worden sein? Reagiert der kleine Kerl handgreiflich, aggressiv und widerwärtig und wird er dann auch mit obszönen, gar exhibitionistischen Auftritten der Mannheimer Bevölkerung einfach nur noch lästig? Oder sind es nicht auch der Vater, die Geschwister, die Verwandten und die Familienangehörigen, die Peter Schäfers Verhalten nicht mehr unter Kontrolle zu bekommen scheinen? Denen der Behinderte im ohnehin kärglichen Nachkriegsalltag vielleicht immer mehr zur Last wird?

Am 20. November 1919 entmündigt jedenfalls das „Großherzoglich [ein Jahr nach der Novemberrevolution!] Badische Bezirksamt Mannheim“ den inzwischen 44jährigen Blumepeter: „Die Aufnahme des Peter Schäfer von Mannheim in die [durchgestrichen ist der Vordruck *psychiatr. Klinik Heidelberg*] Kreis- und Pflegeanstalt Weinheim betr[effend]. Wir übersenden ergebenst anliegenden Aufnahmeantrag, gestellt vom Vormund Joseph Schäfer, Invalide, hier, nebst Krankengeschichte mit dem Anfügen, daß wir die Aufnahme des Obengenannten in die dortige Klinik für statthaft erklären. Die weiteren Belege folgen nach.“

Das Verfahren, das zu Peter Schäfers Entmündigung geführt hat, wurde indes bereits im Frühjahr 1919 in Gang gesetzt. In den inzwischen wieder aufgetauchten und nun im Kreisarchiv des Rhein-Neckar-Kreises zugänglichen Akten über Blumepeters Weinheimer Jahre findet sich ein vierseitiger Vordruck „Aerztlicher Fragebogen zur Aufnahme in die Kreis-Pflege-Anstalt Weinheim“. Das Formular gibt eine Fülle von Fragen vor, die wohl ein Amtsarzt mit der Namensinitiale „*Z*“. bereits am 1. Mai 1919 in Mannheim handschriftlich beantwortet hat. Dieses Dokument ist also der früheste ärztliche Befund, der uns zu Peter Schäfer überliefert ist. Weshalb ich diesen Bericht vollständig wiedergebe. Die im Originalformular vorgedruckten Fragen und Rubriken sind in Kursivschrift gehalten:

„Peter Schäfer, geb. am 5. April 1875, *Familienstand* ledig, *Wohnort* Mannheim

I. Anamnese
Peter Schäfer ist in Plankstadt geboren, wo sein Vater als Maurer gearbeitet hat; letzterer wohnt jetzt hier, ist 67 Jahre alt und Invalide. Die Mutter ist an einem Herzleiden gestorben; war schließlich erblindet. Er ist das älteste von 5 Kindern seiner Eltern; die 4 Geschwister sind gesund. Peter Schäfer ist ein Kretin mit Zwergwuchs; er hat keine Schule besucht und ist hier in der Stadt eine allgemein bekannte Persönlichkeit unter dem Namen Blumenpeter; er verkauft in den Wirtschaften Blumen; es wird dabei viel Ulk mit ihm getrieben.

1. *Seit wann besteht der jetzige Zustand?* – angeboren

II. Körperlicher Befund

1. *Aeußeres, Ernährungszustand:* – Kretin mit Zwergwuchs, deutlich ausgeprägt bei ihm ein Gemisch von Kindlichkeit und Greisenhaftigkeit
2. *Kopf und Hals (insbesondere Sinnesorgane und Sprache):* – die Sprache ist undeutlich, schwerfällig und teilweise unverständlich; auch zaghaft pressend
3. *Lunge:* – mehr oder weniger asthmatisch [???] gebläht

3a. *Liegt Tuberkulose vor und in welchem Stadium:* – nein

4. *Herz:* – o[hne] B[efund – eine überaus bemerkenswerte Aussage, denn in der Wieslocher Psychiatrie wird Peter Schäfer zwanzig Jahre später zu Zeiten der NS-Euthanasie an „Herzinsuffizienz" sterben]
5. *Organe der Bauch- und Beckenhöhle:* – nichts Erkennbares [Schweres?] krank, [unleserlich!] nachweisbar
6. *Rumpf (Aeußeres) und Gliedmaßen:* –
7. *Nervensystem: Wie reagieren die Pupillen:* – gut

Sind die Patellarreflexe normal: – träge
Leidet der A[ufzunehmende] *an Epilepsie: (Eine eindeutige Beantwortung dieser Frage ist unerläßlich.)* – nein

8. *Diagnose des körperlichen Zustandes: In welcher Art und Umfang beeinflußt der körperliche Zustand die Arbeitsfähigkeit:* – P. Schäfer hat in der letzten Zeit körperlich etwas abgenommen und hilft auch bloß aus

III. Geistiger Zustand.

1. *Ist der Aufzunehmende über Ort und Zeit richtig orientiert, gibt er auf Fragen sinngemäße Antworten, kann er über seine Personalien richtig Auskunft geben?* – nur teilweise
2. *Wie verhält sich seine Intelligenz?* – ist schwachsinnig
3. *Wie ist seine Stimmungslage, ist sie gleichmäßig oder häufig wechselnd? Ist er immer oder zeitweise erregt, läppisch oder in unbegründet gehobener Stimmung? Neigt er zu Zornausbrüchen? Ist er manchmal unmotiviert traurig oder niedergeschlagen?* – Im Allgemeinen ist er gutmütig, aufmerksam [?] und kindlich zutraulich; seit einiger Zeit soll er wegen Geringfügigkeiten jähzornig und sehr gereizt werden
Wie ist der Schlaf? – Unregelmäßig
4. *Ist der A*[ufzunehmende] *noch arbeitsfähig und in welchem Umfang? Wechselt die Arbeitsfähigkeit?* – Zur Zeit nicht [???]; früher hat er, wie schon angegeben, Blumen verkauft und hat auch seinen Unterhalt zum Teile verdient.
Neigt er immer oder zeitweise zu verkehrten Handlungen? (Sammeln von wertlosen Gegenständen, unnützes Hin- und Herlaufen oder Manipulieren, Zerpflücken und Zerstören von Kleidungsstücken und ähnliches.) – nein
Hat d[er] *A*[ufzunehmende] *bereits strafbare Handlungen begangen, Körperverletzung, Brandstiftung, Diebstahl, sexuelle Delikte? Ist er leicht zu lenken?* – Schon im vergangenen Jahr ist er einmal zur Anzeige gebracht worden, weil er jungen Mädchen offenbar von ihnen dazu verleitet, seinen Penis vorgezeigt und entgegen gehalten hat; in der letzten Zeit sei er auch den Kindern seines Schwagers gegenüber unsittlich anstößig
5. *Leidet d*[er] *A*[ufzunehmende] *an Wahnideen oder Sinnestäuschungen?* – nein

6. *Ist die Krankheit angeboren oder Erblichkeit oder Alkoholmißbrauch nachgewiesen?* – angeboren
7. *Bestehen mithin bei dem A*[ufzunehmenden] *Abweichungen von der geistigen Gesundheit, die allein oder doch hauptsächlich seine Pflegebedürftigkeit verursachen und nicht angeboren sind? (Eine genaue Beantwortung dieser Frage ist in jedem Falle notwendig.)* – ja

IV. Pflegebedürftigkeit.

1. *Hat d*[er] *A*[ufzunehmende] *immer oder zeitweise Aufsicht oder Ueberwachung oder die Hilfe einer anderen Person nötig?* – nur zeitweise
   Ist derselbe störend? – im allgemeinen nein
2. *Liegt er immer oder zeitweise im Bett?* – nein
3. *Kann derselbe sein Bett machen, sein Zimmer rein machen?* – ja
   sich allein an- und auskleiden? – ja
   allein seine Notdurft verrichten? – ja
   sich allein waschen? – ja
   allein essen? – ja
   allein stehen und gehen? – ja
4. *Hält er sich rein an seinem Körper, an seinen Kleidern und seinem Bett?* – ja
5. *Bedarf er immer oder regelmäßig zeitweise einer speziellen Krankenpflege oder ärztlicher Eingriffe?* – nein
6. *Gilt das Leiden als unheilbar?* – ja
7. *Ist derselbe dem Alkoholgenuß ergeben?* – in den letzten Wochen soll er auch zeitweise trinken
8. *Ist von demselben irgend eine Gefahr für sich und andere Menschen oder Sachen zu besorgen?* – nein

Mannheim, *den* 1. Mai 1919
Unterschrift: Z."

Auf Grundlage dieser ärztlichen Einschätzung wird Peter Schäfer entmündigt. Doch bis zur Einweisung in die Kreispflegeanstalt Weinheim vergeht noch über ein halbes Jahr. Liegt es daran, daß erst geklärt werden muß, wer die Kosten für die Unterbringung trägt? Willi Tronser, ab 1928 im Fürsorgeamt der Stadt Mannheim auch mit dem Fall Peter Schäfer befaßt, hat dazu im Interview angemerkt:

„Nach dem damals gültigen Fürsorgerecht war die Stadt Mannheim zahlungspflichtig, nachdem Peter Schäfers Mutter tot bzw. der Vater nicht in der Lage war, die Betreuung zu finanzieren, mußte die Stadt einspringen. Geschwister und andere Verwandte vom Blumepeter konnte man damit nicht belangen. Es war also niemand da, der für ihn sorgen konnte, wohl auch nicht nur finanziell, der Peter Schäfer mußte ja auch betreut werden. Es hat geheißen, er sei bös geworden und dadurch nicht mehr tragbar gewesen, es ist durchaus möglich, daß Peter Schäfer solch eine Entwicklung genommen hat, er ist kein Ausnahmefall gewesen. Und vermißt hat ihn niemand. Der Blumepeter war halt nicht mehr da in Mannheim. Und das hat sich erledigt. Es ist kein großes Bedauern gekommen."

Das „Fürsorgeamt der Hauptstadt [!] Mannheim" bestätigt schließlich, wie bereits an anderer Stelle angeführt, am 1. Dezember 1919, die „Unterstützung des Peter Schäfer, geboren am 5. April 1875 zu Mannheim [!]" und reicht am 12. Dezember 1919 der Leitung der Weinheimer Anstalt noch den für die Aufnahme notwendigen Strafregister-Auszug des Mannheimer Pfleglings nach. Das Amtsgericht Schwetzingen teilt darin mit Datum vom 6. Dezember 1919 lapidar mit: „Schäfer, Johann Peter [...] Blumenverkäufer ist ausweislich des Registers nicht verurteilt."

Schon ein paar Tage oder Wochen zuvor, jedenfalls laut Unterschrift noch im „November 1919" hat ein Mitarbeiter des Städtischen Fürsorgeamts Mannheim den drei Seiten umfassenden „Anmeldebogen zur Aufnahme eines Pfleglings" ausgefüllt. In dem Standardvordruck der „Kreis-Pflege-Anstalt Weinheim (Telephon Nr. 60) heißt es eingangs: „Besondere Bemerkungen. Bei Geisteskranken und Geistesschwachen (wozu auch Idioten, Kretinen und Epileptische gehören, sofern bei Letzteren dem Leiden bereits eine geistige Schwäche hinzugetreten ist) sind dem Aufnahmegesuche die in der Vollzugsverordnung zum Irrenfürsorgegesetz vom 25. Juni 1910 vorgeschriebenen Zeugnisse der zuständigen Behörden beizulegen. Personen unter 16 Jahren können nur Aufnahme finden, wenn sie mit angeborenem Blödsinn, Idiotie, Kretinismus behaftet und bei vorausgegangener Behandlung in einer für die Behandlung solcher Personen bestimmten Anstalt als bildungsunfähig befunden worden sind, worüber außer den obigen Zeugnissen noch eine diesbezügliche Bescheinigung dem Gesuche anzuschließen ist."

Der Bedienstete des Mannheimer Fürsorgeamts faßt sich kurz und notiert unter der Rubrik „Persönliche Verhältnisse des Angemeldeten" die abgefragten Daten des Pfleglings: „Peter Schäfer, geboren am 5. April 1875 in Plankstadt, Baden; katholisch, ledig, Wohnort Mannheim S 6.8; Beruf Blumenverkäufer. Eltern: Joseph Schäfer, Invalide, Wohnort Mannheim, Schwetzingerstr. 160; Barbara, geb. Berlinghof, gestorben in Mannheim; Vormund ist sein Vater." Unter Punkt 15 vermerkt der Standardvordruck ausdrücklich „Grund der Entmündigung ist anzugeben. (Geisteskrankheit, Geistesschwäche, Trunksucht.)", doch der Mannheimer Beamte nennt keine Begründung. Erst zu den folgenden vorgegebenen Ziffern gibt es handschriftliche Einträge:

16. *Besitzt der Angemeldete Vermögen, worin besteht es und wie viel beträgt es nach Abzug der Schulden?* – nein
17. *Kann davon etwas und wie viel zur Deckung der Pflegekosten verwendet werden?* – nein
18. *Hat derselbe Vermögen zu hoffen, von wem und wie viel etwa?* – nein
19. *Ist der Angemeldete im Genuß von Allmenden und wie hoch berechnet sich solcher nach Abzug der Lasten pro Jahr?* – nein
20. *Sind unterstützungspflichtige Anverwandte vorhanden, die in der Lage sind, die Pflegekosten zu bezahlen und in welchem Betrage läßt sich die Armenkasse von diesen Ersatz leisten?* – nein
21. *Hat der Angemeldete Anspruch auf irgend eine Pension oder Rente?* – nein
22. *Ist der Angemeldete Mitglied einer Krankenkasse, welcher und wie lange ist diese noch zu Kostenzahlung verpflichtet?* – nein
23. *Ist derselbe schon im Bezug einer Pension? Unfallrente? Invalidenrente? Altersrente? Sonstigen Rente? Und wieviel beträgt solche?* – nein
24. *Ist die angemeldete Person dem Alkoholgenuß ergeben?* – nein
25. *Warum sind die örtlichen Verhältnisse, in denen der Angemeldete sich befindet, für dessen Versorgung unzureichend?* – Schwachsinn und bildet für die Umgebung eine sittliche Gefahr
26. *Ist die Aufnahme dringlich und weshalb?* – ja

27. *Soll beim Absterben die Leiche beerdigt oder zur Anatomie abgegeben werden?* – wir[d] später Entschließung vorbehalten
28. *Wie ist der Leumund des Angemeldeten. Bei Bestraften ist ein Vorstrafenverzeichnis zu erheben und anzuschließen. Ferner ist anzuschließen das ärztliche Zeugnis und lt. Beschluß des Verwaltungsrats vom 10. Dezember 1912 ein gemeinderätl. Vermögenszeugnis.* – Strafregisterauszug folgt noch

Mannheim, *den* [ohne Tagesdatumseintrag] November 1919
Das Fürsorgeamt.

Darunter finden sich zwei Unterschriften, das auf dem Formular vorgedruckte „*Armen*" ist von Hand durchgestrichen und mit „Fürsorgeamt" überschrieben worden.

Ein Weinheimer Anstaltsarzt hat Peter Schäfer wohl noch einmal begutachtet, scheint es. Das Resultat paßt allerdings auf ein einziges Blatt und besteht nur aus ein paar hektisch hingeschriebenen Satzbrokken: „Peter Schäfer – Zur Aufnahme empfohlen. Weinheim 4.12.1919" und in Vertretung der Direktion der Anstalt fügt eine andere Person hinzu: „Der Angemeldete wird auf Dienstag, den 16. Dezember 1919, einberufen. Weinheim, den 5. Dezember 1919."

Am 16. Dezember 1919 wird Peter Schäfer tatsächlich in das Weinheimer Kreispflegeheim eingeliefert und sogleich „in die Liste der geistig anormalen Personen unter Abt. 1 O.Z. 104" eingetragen. Man legt eine Inventarliste für den „Pflegling Schäfer Peter von Mannheim, No. 1410." an und trägt darin die äußerst bescheidenen privaten Besitztümer des „Neuzugangs" in einen Tabellenvordruck ein:

Gegenstände	mitgebracht	vorgeschrieben	aus dem Magazin ergänzt
1. Röcke	4	2	
2. Hosen	4	2	
3. Westen	4	2	
4. Hausjacken		1	1
5. Hemden	5	3	
6. Socken	4	4 Paar	
7. Sacktücher	4	4	
8. Schuhe	2	2 Paar	
9. Mützen	2	1	
10. Hausschuhe	1	2	2
11. Unterhosen		1	1
12. Hosenträger	1	1	
13. Koffer			
14. Kisten			
15. Handkoffer			
16. Reisetasche			
17. Uhren			
18. Brillen			
19. Ringe			
20. Schirme			
21. Kragen	5		
22. Unterjacken			

Die ebenfalls vorgegebene Standardfrage „War Pflegling frei von Läusen & Ausschlag?" beantwortet der „Oberwärter" mit „frei". Auf der Rückseite dieser Inventarliste finden sich handschriftliche Einträge, die belegen, daß für Peter Schäfer damals keineswegs „geschlossene Unterbringung" angezeigt gewesen ist. Da steht nämlich zu lesen: „Schäfer beurlaubt seit 5. [über das Datum 1. geschrieben] Oktober 1920 – Schäfer am 14. November zurück – beurlaubt am 23.2.21" – prompt taucht der „beurlaubte" Peter Schäfer wieder in Mannheim auf.

Was offensichtlich bald für Irritationen sorgt. Denn im Gefolge von Peter Schäfers zweitem „Urlaub" wendet sich das Fürsorgeamt der Hauptstadt [!] Mannheim am 12. März 1921 an die Weinheimer Anstaltsdirektion, „die Verpflegung des Peter Schäfer [...] betreffend" und schreibt: „Wir fragen an, ob Obengenannter – und seit wann – entlassen ist, bzw. auf welche Zeiträume er beurlaubt ist."

Auf dem Brief aus Mannheim notiert ein Mitarbeiter des Kreispflegeheims Weinheim handschriftlich: „Beschluß beurlaubt vom 23.2.1921 auf 5 Wochen 19.3.1921" – die dann entsprechend ausgefallene offizielle Mitteilung an die Mannheimer Behörde hat wohl keine große Begeisterung ausgelöst, denn am 20. Mai 1921 wendet sich das Fürsorgeamt Mannheim schon wieder an die Weinheimer Anstaltsdirektion: „Wir bitten, wenn irgend möglich, den Peter Schäfer recht spärlich mit Urlaub zu bedenken, da seine Angehörigen und wir stets wegen seiner Rückverbringung Schwierigkeiten ausgesetzt sind."

Der Blumepeter will wohl nicht so gern in die Anstalt zurück, wird möglicherweise Widerstand geleistet haben. Peinliche Momente für alle Beteiligten. Bei der Direktion des Weinheimer Kreispflegeheims scheint man den Hinweis aus Mannheim jedenfalls verstanden zu haben. In den Akten finden sich keine Mitteilungen über einen weiteren, für Peter Schäfer bewilligten „Urlaub" außerhalb der Anstalt. Nicht einmal auf das Einladungsschreiben des Mannheimer Notariats an Peter Schäfer vom 20. September 1921, zur „Testamentseröffnung auf Ableben des Joseph Schäfer, Maurer in Mannheim " für „Montag, den 26. September 1921, vormittags 11 Uhr in die Amtsräume des Notariats Q 6.1", scheint es eine Antwort gegeben zu haben. Geschweige denn, die Erlaubnis für Peter Schäfer, das Kreispflegeheim vorübergehend verlassen zu dürfen.

Darüber, wie es dem Blumepeter in Weinheim weiter ergangen ist, geben die vorhandenen Akten erst wieder im Jahr 1929 Auskunft, als sich der „Pflegefall" derart verschärft hat, daß Peter Schäfer als Patient in die Wieslocher Psychiatrie überstellt wird. Mit anderen Worten: Uns fehlen für einen Zeitraum von reichlich acht Jahren genauere Kenntnisse über Blumepeter. Und das, was Zeitzeugen darüber zu berichten wissen, ist überschaubar und bisweilen stark anekdotisch überfärbt.

Paul Kunze hat sich 1990 bei einer LIVE-Sendung von *Kurpfalz-Radio* folgendermaßen erinnert:

„Als der Blumepeter in Weinheim untergebracht war, habe ich ihn einmal besucht. Ich erinnere mich, daß er natürlich geistig und körperlich etwas schlechter beisammen war. Aber immerhin ist er zu dieser Zeit in der Kreispflegeanstalt nicht ganz so bösartig gewesen. Er war in Weinheim sicher sehr gut untergebracht, von der Stadt Mannheim war alle vier bis sechs Wochen ein Stadtrat dort, der wohl eine Art amtlich bestellter Vormund für den Peter gewesen sein muß."

Nicht die eigenen Verwandten, sondern die „Öffentliche Armenpflege" – also das Mannheimer Fürsorgeamt – betreute Peter Schäfer. Der Wirt des „Weißen Elefanten" soll sich in den zwanziger Jahren für eine Rückkehr des Blumepeter nach Mannheim eingesetzt haben, wohl um sich im wahrsten Sinne des Wortes eine „Lokalattraktion" zu sichern. Die Rede ist auch davon, daß Peter Schäfer in Ermangelung von genehmigtem „Urlaub" einmal aus dem Pflegeheim ausgerückt und dann bei seinem Gönner Karl Buck aufgetaucht sei. Auch dessen Sohn Christian Buck hat uns diese Episode bestätigt:

„Der Peter ist tatsächlich einmal aus der Weinheimer Anstalt abgehauen und fuhr gleich mit der OEG nach Mannheim runter. Der erste Weg von der Straßenbahnhaltestelle muß ihn dann sofort zu meinem Vater geführt haben: *Ja Peter, wo kommsch Du denn her?! Des geht doch net, Du musch doch in Weinheim bleiwwe! Die hawwe Disch doch net entlassen?* Hat er ihn gefragt. *Nä, isch bin abgehaue, isch hab' Häämweh g'habt, wollt' nach Mannem. – Du hoscht awwer doch kää Geld g'habt für die Straßebahn? –Ja, awwer isch hab' zum Schaffner g'sagt, isch bin der Blumepeter unn will nach Mannem. Unn do hatter misch fer umme fahre lasse.*"

Daß der Blumepeter und sein „Intimfeind" aus früheren Mannheimer Tagen, der *Finkekarle*, sich ausgerechnet im Weinheimer Kreispflegeheim wieder getroffen und dort dann sogar erstaunlicherweise recht gut vertragen haben sollen, hat Christian Buck ebenfalls noch von seinem Vater gehört. Ein Korrespondent mit dem Kürzel „bz" hat in der längst vergessenen *Allgemeinen Zeitung* aus Mannheim am 15. Juni 1951 – also auf den Tag genau elf Jahre nach Peter Schäfers Tod in der Wieslocher Psychiatrie – diese Anekdote auf eines der anderen merkwürdigen Mannheimer „Originale“ jener Zeiten übertragen: „Und dort in Weinheim zeigte sich ein bis jetzt unbekannter Peter. Mit ihm lebte drüben der *Nasen-Graf*, ein Mann mit einer unwahrscheinlich langen knolligen Nase und beide waren sich in Mannheim spinnefeind. In Weinheim erblindete der *Nasen-Graf* und Peter nahm sich seiner in der rührendsten Weise an. Er führte ihn im Garten spazieren, sie erzählten sich von ihrem Mannem, sie wurden unzertrennlich und ein Herz und eine Seele. Eines schönen Tages fiel der frühere Feind die Treppe herunter und war tot. Peter war allein und einsam.“ Und dann heißt es am Ende des Berichtes lapidar: „Von Weinheim kam Peter dann nach Wiesloch, wo er im Alter von 65 Jahren am 15. Juni eines sanften Todes starb und dort hat er auch seine letzte Ruhestätte gefunden.“

Die Wirklichkeit war weitaus weniger rührselig, als diese und andere Geschichten über den Blumepeter, wie sie bereits unmittelbar nach Peter Schäfers armseligem Ableben in die Öffentlichkeit getragen wurden.

Von Weinheim nach Wiesloch

Fast zehn Jahre seines Lebens hat unser Blumepeter in der Kreispflegeanstalt Weinheim verbracht, als man dort den inzwischen 54jährigen Behinderten für nicht mehr tragbar hält. Am 6. November 1929 wird Peter Schäfer von dem Weinheimer Anstaltsarzt Dr. Dürner untersucht. Der trägt seine Anmerkungen handschriftlich in das amtliche Formular „Ärztliches Zeugnis für die Aufnahme in eine öffentliche oder private Irrenanstalt“ ein. Der Vordruck umfaßt vier Seiten, die Prominenz des Patienten ist dem Anstaltsarzt bewußt, hinter dem Namen Peter Schäfer, setzt Dr. Dürner in Klammern „Blumenpeter“ und fügt ein Ausrufezeichen hinzu. Lapidar und unmißverständlich faßt der Mediziner danach die Patientengeschichte zusammen:

„Sch[äfer] ist Cretin. Zwergwuchs. Hat keine Schule besucht. In Mannheim brachte er sich mit Blumenverkauf durch, er war dort eine sehr bekannte Persönlichkeit, mit der viel Ulk getrieben wurde. Schließlich artete die Sache aus, Sch[äfer] erregte Ärgernis (Exhibitionismus etc.), so daß er am 16.12.19 in die Kreispflegeanstalt [Weinheim] aufgenommen wurde. Körperlich war Sch[äfer] nicht krank. Sprache undeutlich, z[um] T[eil] unverständlich. Er ist sehr quengelig, z[um] T[eil] bösartig. In letzter Zeit hat sein Schwachsinn stark zugenommen, er ist unruhig, weint viel, fürchtet immer bestohlen zu werden, onaniert sehr viel und ist gegen andere Pfleglinge sehr aggressiv (steigt nachts zu jenen ins Bett). Er ist unter diesen Umständen für unsere Anstalt nicht mehr geeignet."

Auf den Seiten 3 und 4 des amtlichen Formularvordrucks hat der Weinheimer Anstaltsarzt noch zusätzliche Rubriken ausgefüllt. Beim Abschnitt *„weiterer Verlauf der Erkrankung"* unterstreicht Dr. Dürner aus einer Anzahl vorgegebener, typischer Symptome die Begriffe *„Allmähliches Vorschreiten* [der Erkrankung]", *„Affekt"*, *„Wahnideen"* und *„Gewalttätigkeit"*. Unter dem Punkt *„7. Gutachten über die Vereigenschaftung zur Aufnahme"* beantwortet Peter Schäfers Anstaltsarzt eine Reihe weiterer Fragen recht eindeutig: *„Ist Geisteskrankheit festgestellt?* – Schwachsinn – *Ist der Kranke für sich oder andere gefährlich?* – ja – *Für die öffentliche Sittlichkeit anstößig?* – ja – *Bedarf der Kranke einer psychiatrischen Behandlung?* – ja – *Ist für den Kranken nach der Art seines Zustandes Anstaltsfürsorge notwendig?* – ja." Unter der Rubrik *„Ist der Kranke c) Idiot, Kretin oder blödsinnig?"* notiert Dr. Dürner „Kretin" und fügt auf die weiteren Fragen jeweils handschriftlich seine Antworten hinzu: „[Ist der Kranke] *d) unreinlich?* – nein – *e) epileptisch? mit oder ohne Seelenstörung* – nein – *f) heilbar? Unheilbar?* – unheilbar – *g) arbeitsfähig oder nicht?* – arbeitsunfähig."

Das unter Punkt 8 zu ziehende Fazit fällt eindeutig aus: *„Ist die Aufnahme in die Anstalt dringlich und demgemäß sofortige fürsorgliche Unterbringung geboten?* – Da er bei den Pfleglingen Anstoß erregt, ist seine Verbringung zwingend."

Womit das weitere Schicksal des Patienten Peter Schäfer seinen Lauf nimmt. Fünf Tage nach dem Befund des Weinheimer Anstaltsarztes erklärt das Badische Bezirksamt Weinheim die „Verbringung des am 5. April 1875 in Plankstadt geborenen Peter Schäfer in die Heil- und

Pflegeanstalt Wiesloch für statthaft" – zufällig geschieht dies am 11.11.1929, dem Tag also, an dem auch in Mannheim die neue Fasnachtskampagne beginnt.

Acht Tage später, am 19. November 1929, wird das frühere Maskottchen einiger Gönner des Mannheimer Karnevalvereins *Feuerio* in die Heil- und Pflegeanstalt Wiesloch überstellt. Auf dem dazugehörigen Formular fügt man hinter dem Namen Peter Schäfer in Klammern „Blumenpeter" hinzu, sogar mit Ausrufezeichen versehen. Der Patient ist immer noch eine lokale Berühmtheit. Auch wenn er ein mehr als armseliges Dasein fristet, wie das Verzeichnis seiner persönlichen Habseligkeiten deutlich macht, das ein Weinheimer Krankenwärter namens Meinzer angelegt und für Peter Schäfer als „erhalten bescheinigt" hat: „1 Rock, 1 Hose, 1 Weste, 1 Hemd, 1 Unterhose, 1 Halstuch, 1 Mütze, 1 Strümpfe, 1 Paar Schuhe." Tags darauf, am 20. November 1929 wird von anderer Hand die Liste noch einmal ergänzt: „1 Rock, 1 Hose, 1 Paar Schuhe, 1 gefütterte Jacke nachgesand[t]"

Über die Ankunft in Wiesloch findet sich in Peter Schäfers Krankenakte der folgende Bericht eines Anstaltsarztes mit dem Kürzel „Be.":

„19.11.1929: Der Patient wird in Begleitung eines Pflegers aus der Kreispflegeanstalt Weinheim gebracht als Austauschpatient. Er ist vollkommen ängstlich verstimmt, mißtrauisch, paranoid gegen alle Handlungen des Arztes und des Pflegers eingestellt. Soll während der Fahrt laut gejammert und ständig geweint haben, auch jetzt weint er dauernd. Sprache verschwommen, unverständlich, nasal, näselnd. Seinen Namen gibt er richtig an, sagt, er sei in Plankstadt geboren, 54 Jahre alt. Das Geburtsdatum kann er aber nicht angeben. Er möchte gern zu seinem Freund nach Mannheim zurück. Näheres ist von dem Patienten nicht zu erfahren. Wegen dauernder Unruhe nach U 2."

Über die alltäglichen Lebensbedingungen in der Wieslocher Psychiatrie, die gemeinsame Unterbringung der Patienten in Massenschlafsälen und die damaligen Behandlungs- oder Beschäftigungstherapien ist in der Krankenakte des Peter Schäfer kaum etwas zu erfahren. Aus anderen Quellen wissen wir allerdings, daß in der Wieslocher Anstalt mit ihren damals über 1 600 Betten eine nach zeitgenössischen Maßstäben überaus fortschrittliche Sozialpsychiatrie betrieben wurde, die zu Zeiten der Weimarer Republik Impulse für die gesamte medizinische Fachwelt gab. Zwei Drittel aller Wieslocher Patienten durchliefen je nach Eignung therapeutisch-rehabilitative Arbeitsmaßnahmen. Man darf sich indes keinen größeren Illusionen hingeben: Das Zeitalter von Psychopharmaka in der Psychiatrie liegt in ferner Zukunft. Zu den bewährten Praktiken zählen damals Festschnallen, Wannenbäder und Arbeitseinsätze. Die Wieslocher Anstalt besaß einen Gutshof mit etwa 100 Stück Großvieh und über 500 Schweinen, dazu Werkstätten für diverse Berufe und Hilfsarbeiten. 400 bis 500 männliche Patienten waren täglich im Einsatz. Und die Frauen in der Anstalt fanden Beschäftigung in der Kochküche, der Wäscherei, im Nähsaal oder als Haushaltshilfen. Man schätzt, daß insgesamt etwa 60 bis 70 % der Wieslocher Patienten mit solchen Tätigkeiten beschäftigt waren. Nach 1933, unter den Prämissen der rigorosen Arbeitstherapie, wie sie die NS-Psychiatrie propagierte, dürfte sich dieser Anteil noch weiter erhöht haben. Der damals führende Vertreter dieser Richtung, Professor Carl Schneider, behauptete Ende der dreißiger Jahre, sage und schreibe 90 % seiner Patienten in der Heidelberger Psychiatrie zu solchen regelmäßigen Arbeitseinsätzen heranzuziehen.

Was kann man im Winter 1929/30 mit Peter Schäfer in Wiesloch anfangen? Der neue Pflegling wird deshalb bald nach seiner Ankunft befragt. Daraus resultiert der zweite Vermerk in der Wieslocher Krankenakte des Blumepeter. Die unter dem Datum des 16. Januar 1930 verzeichneten Befunde und Beschreibungen sind an Umfang und Inhalt das ausführlichste authentische Zeugnis, das sich über Peter Schäfer erhalten hat. Festgehalten in einer Mischung aus Frage- und Antwortspiel hat es ein mit dem Kürzel „N." signierender Anstaltsarzt:

„Hieße der Blumenpeter, sagt er äußerst freundlich. Der Doktor sei der Anführer gewesen, der habe ihn nach Weinheim gebracht, er wisse warum. Auf Frage nach Exhibitionismus wird er erregt und sagt: Er sei anständig, wisse, was sich gehört. In Weinheim habe er geweint, doch hier gefalle es ihm besser, hier bleibe er immer. Lacht dann, er hätte gutes Essen, hier ist es schön. In Weinheim sei die Behandlung und das Essen schlecht. Will jetzt unbedingt eine Frau haben, er sei ja nicht dumm, jemanden gefunden habe er auch schon. Es wäre das

Mädchen und wohne gerade gegenüber. Versteift sich dann darauf, daß er sie unbedingt haben wolle, der andere Doktor habe es ihm versprochen und man dürfte die Leute doch nicht anlügen. Er würde Ref. schon einladen, damit er sehe, wie er seine Frau ernähre. Will Schwergewichtler werden, um s[eine] Frau zu ernähren. Sei jetzt 54 Jahre, voriges Jahr sei er 42 Jahre gewesen. 2 x 5 = 7, Rechnen Null. 1 bis 10 zählen, ziemliches Durcheinander. Reichspräsident? Ja, wenn ichs behalten könnte. Ich muß mal hinschreiben. Hindenburg: General, habe in Mannheim gelebt, hätte viel Geld. Örtlich: Wiesloch liegt dahin – ha da. Zeitlich: Null. Onaniert sehr viel, meint, daß man es doch müsse. Ob er schon irgendwie Geschlechtsverkehr gehabt habe, ist nicht mit Sicherheit zu erfahren. Er renommiert damit, daß ihn die Studenten manchmal zu Mädchen mitgenommen hätten und daß er es da gemacht habe. Sprache unbeholfen, teilweise kaum verständlich. Status som.: Zwergwuchs. Verhältnismäßig großer Kopf mit vielen tiefen Hautfalten. Große henkelförmige Ohren. Pupillen reagieren auf l. u. c. Bewegung. Innere Org[ane] o[hne] B[efund], nur über der Lunge diffuse, leichte Bronchitis. Reflexe sind gesteigert, keine pathol[ogischen] Reflexe."

Damit scheint alles Wesentliche erfaßt, Hoffnung auf Heilung des schwachsinnigen Patienten Peter Schäfer gibt es zwar nicht, aber Beschäftigung mit einfachen Tätigkeiten. Geregelt wird auch sogleich die Bezahlung der Pflegekosten bis in das Jahr 1930 hinein. Am 19. November 1929 ist der Blumepeter „in die 3. Verpflegungsklasse aufgenommen worden" – die wohl niedrigste Stufe der Versorgung in der Wieslocher Anstalt: „Die Verpflegungskosten betragen täglich bis 18.5.1930 3.80 RM und ab 19.5.1930 3.50 RM und sind zu erheben beim städt. Fürsorgeamt Mannheim." Auch nach den Maßstaben der Zeit sind das bescheidene Beträge, die bereits ein halbes Jahr später weiter reduziert werden. Für das Jahr 1930 sind demnach für Peter Schäfers Unterbringung und Verpflegung in Wiesloch exakt 1318,90 Reichsmark aufgewandt worden. Zum Vergleich: Ein angelernter Fabrikarbeiter kam damals bei Daimler-Benz in Mannheim im Schnitt auf einen Jahreslohn von rund 1800 Reichsmark, ein Facharbeiter auf etwa 2800 Reichsmark im Jahr. Wir befinden uns mit diesen Werten jedoch erst am Beginn der Weltwirtschaftskrise und noch lange nicht auf dem Höhepunkt von Massenarbeitslosigkeit und Lohnabbau. Mit Blick auf Peter Schäfer steht also zu erwarten, daß sein Pflegesatz und damit letztenendes seine Versorgung in der Wieslocher Anstalt in den folgenden Jahren noch weiter reduziert worden sein dürfte. Angaben darüber finden sich allerdings nicht in der Krankenakte.

Die Ärzte hinterlassen anfangs noch mehr oder minder regelmäßig kurze Einträge in der Krankenakte des Blumepeter. Wobei es sich bei dieser „Akte" um insgesamt nur vier einzelne Blätter handelt. Auf diese wurden in chronologischer Reihenfolge fortlaufend Beobachtungen geschrieben. Und dies stets mit Bezeichnung des Datums, im Fall von Peter Schäfer beginnend im Februar 1930 mit den folgenden handschriftlichen Notizen:

„Wechselnd zwischen freundlich-kindlichem Anschmiegen und ängstlichem Verkriechen. – 20. Februar. Seit gestern in der Sattlerei Fabig, Roßhaarzupfen. Verhalten zufriedenstellend – 24. Februar. Aus Platzgründen nach U3. – 19. März. Aus Platzgründen nach H3."

In der Station U1 sind damals die aggressivsten Fälle unter den „schwachsinnigen Pfleglingen" der Wieslocher Anstalt untergebracht, in U2 und U3 finden sich die eher als „harmlos" eingestuften Patienten. Während die Station H3 das Domizil altersseniler Behinderter gewesen ist. Von anderer Hand geschrieben folgen in der Krankenakte die nächsten Einträge über den Patienten Peter Schäfer:

„April bis Juni. Sitzt auf der Abteilung rum, zeigt bei Visite oft Zettel vor. Du lieber Doktor, du lesen. Mit von anderen ihm aufgeschriebenen Wünschen. Oft ängstliche Erregungen mit lautem Losheulen. Die Lina will mich nimmer. Hab Angst, lieber Doktor. Verkriecht sich jedesmal, wenn er den Pflegeinspektor G. sieht. Der da, der mit dem Bart – der da – hab' Angst! Zeitweise so laut, daß Bettbehandlung, wobei er ruhig ist. – Juli bis Dezember 1930. Nichts Neues."

Von demselben Arzt – da kein Kürzel von ihm vorhanden ist, nennen wir ihn fortan der einfacheren Zuordnung halber B. – stammen auch die ersten, ähnlich mageren Anmerkungen über Peter Schäfer im Jahr 1931:

„Januar/Februar. Weiter so. Bald kindlich zutraulich, anschmiegend, bald stürmisches Losbrüllen, Heulszenen, dabei ängstlich, beschuldigt einzelne Pat[ienten] oder Pfleger in unverständlicher Weise; nachts öfter störend, geht an andere Betten, schimpft übelst koprolalisch [das Adjektiv bezeichnet laut Duden die krankhafte Neigung zum Aussprechen unanständiger, obszöner Worte, meist aus dem analen Bereich], heult. Mehrfach Bettbehandlung."

Von anderer Ärztehand stammt die nächste, noch kürzere Notiz, die sich auf „mehrfach Bettbehandlung" bezieht:

„5. August 1931. Fast immer. Sprache nicht verständlich."

„Bettbehandlung" meint das Festschnallen des Patienten mit Lederriemen an Händen und Füßen. Wobei der Pflegling auch mit Schlössern an Stahlstangen fixiert werden kann. Eine Routinemaßnahme, die dazu dient, besonders renitente Fälle ruhig zu stellen. Offenbar bei dem inzwischen 56jährigen Patienten Peter Schäfer ein häufig angewandtes Mittel.

Die nächsten und zugleich letzten Einträge des Jahres 1931 über den „Blumepeter" stammen wieder von Anstaltsarzt B.:

„November bis Dezember. Im wesentlichen unverändert, oft verstimmt, ängstlich, heult, brüllt los, schimpft übel, oft durch Fenster Richtung MR1 [Frauenstation], er wolle da rüber zu den Mädchen."

Nein, allzuviel Neuigkeiten über das Leben Peter Schäfers in der Wieslocher Anstalt gibt es nicht zu vermelden. Der monotone Alltag eines unheilbaren, schwachsinnigen Patienten lohnt nicht weiterer Betrachtung oder gar ausführlicherer Schilderung. Arzt B. verfaßt handschriftlich alle weiteren, noch spärlicheren Einträge bis in das Jahr 1933 hinein. Und die lauten in vollständiger Form:

„1932. Januar/Februar. Unverändert, oft verstimmt, Heulausbrüche, schimpft mit üblen Ausdrücken ohne ersichtlichen Grund. Nachts oft störend. – Juli/Dezember. Weiter so. – 1933. Januar/März. Unverändert. – April/Juni. Unverändert, häufig weinerlich verstimmt, Heulausbrüche, schreit, schimpft viel. Nachts in letzter Zeit ruhiger."

Danach gibt es fast ein Jahr lang keine weiteren Notizen in der Krankenakte von Peter Schäfer. Sein mehr oder minder auffälliges Verhalten bleibt konstant. Doch außerhalb der Anstaltsmauern vollziehen sich gravierende Veränderungen, die bald auch Auswirkungen auf das alltägliche Leben der Wieslocher Patienten haben.

Tod in der Anstalt

Denn wir befinden uns schließlich im Jahr 1933 und die sogenannte Machtergreifung der Nazis wird auch in der Heil- und Pflegeanstalt Wiesloch zu Konsequenzen führen. Das Gedankengut der NS-Psychiatrie mit seinen Begriffen von „Arbeitstherapie“ bis „Eugenik“ hält Einzug. Und einer der führenden Wegbereiter dieser Anschauungen lehrt seit Ende 1933 sogar in nächster Nähe, an der Universität Heidelberg: Carl Schneider, Leiter des Rassepolitischen Amtes der NSDAP und Professor für Psychiatrie. Mit Schneider werden „Erbbiologie“ und „Rassehygiene“ zu den Grundlagen von Forschung und Praxis. Schon 1933 verkündet Schneider seine Maximen in dem Aufsatz „Die Auswirkungen der bevölkerungspolitischen und erbbiologischen Maßnahmen auf die Wandererfürsorge“, wo er konsequente gesetzliche Regelungen zur „Verhütung erbkranken Nachwuchses“ zum Schutze der „lebendigen Gesinnungsgemeinschaft“ propagiert, denn „der Kranke, der Abnorme, ist dieser lebendigen Betätigung der Gesinnungsgemeinschaft nicht fähig. Er kann daher in den Staat (= Gesinnungsgemeinschaft) nicht eingegliedert werden. Der Staat aber, der sich anschickt, nur zu leben in einer Gemeinschaft seiner Angehörigen, hat ein Recht zu fordern, daß immer nur Menschen nachwachsen, die dieser lebendigen Gemeinschaft fähig sind.“

Schneider gehört zu den Ärzten, die unter der Tarnbezeichnung „T4“ den Geheimerlaß Hitlers vom Oktober 1939, also die planmäßige Ermordung von Behinderten mittels einer großangelegten Euthanasie-Aktion organisieren und durchführen werden. Ab Januar 1940 wird in Grafeneck auf der Schwäbischen Alb die erste Mordanstalt betriebsbereit sein. Zuvor schon hat der Heidelberger NS-Psychiater die „negative Eugenik“ propagiert: Kastration, Sterilisierung oder Eheverbot für Erbkranke. Wie andere psychiatrische Anstalten erhält auch Wiesloch einen linientreuen neuen Chef, Direktor Wilhelm Möckel. Ab 1933 werden die Pflegesätze drastisch reduziert, in den Anstalten selbst wird eisern an Personal, Verpflegung und Medikamenten gespart. Die Behinderten werden zu „Arbeitstherapien“ herangezogen. Und wie in allen Anstalten Badens wird auch in Wiesloch das 1934 in Kraft getretene Zwangssterilisationsgesetz rigoros umgesetzt. Im Zeitraum bis 1942 müssen sich insgesamt 718 Wieslocher Patienten dem Eingriff in umliegenden Krankenhäusern unterziehen. Ab 1940 bringt eine eigens gegründete „Transportgesellschaft“ die ersten Wieslocher Opfer der sogenannten Aktion T4 (benannt nach der Adresse der Verwaltungszentrale in der Berliner Tiergartenstraße 4) in das bei Reutlingen gelegene, ehemals kirchliche Samariterstift Grafeneck, das die Nazis 1939 beschlagnahmt und unter strikter Geheimhaltung zur Tötungsanstalt für den „Gnadentod“ psychisch Kranker und geistig Behinderter umgebaut haben. Unter falschen Decknamen nennen Ärzte in den von ihnen ausgefüllten Sterbeurkunden als angebliche Todesursachen der Opfer nur lapidar „Lungenentzündung“, „Herzinsuffizienz“ oder „Kreislaufschwäche“. Bis Mitte des Jahres 1941 werden in den sechs Tötungsanstalten Grafeneck, Hadamar bei Limburg, Brandenburg (Havel), Bernburg an der Saale, Hartheim bei Linz an der Donau und Sonnenstein in Sachsen mindestens 70 000 Menschen umgebracht. Trotz der Tarnung dringen Nachrichten über dieses „Euthanasie-Programm“ in die Öffentlichkeit, es mehren sich Proteste von Angehörigen und Kirchenvertretern. Friedrich von Bodelschwingh, der Leiter der Bethelschen Anstalten und Clemens August Graf von Galen, der Bischof von Münster, sind die Wortführer. Hitler scheut einen direkten Konflikt mit der katholischen Kirche und befiehlt am 28. August 1941 die formale Einstellung der T4-Aktion. Doch damit endet das Morden in den deutschen Krankenanstalten keineswegs. In vielen Heil- und Pflegeanstalten tötet man nun an Ort und Stelle durch Spritzen, Tabletten und Entzug von Nahrung. Der Einsatz solch subtiler Tötungsmethoden wird nach Kriegsende nur schwer nachweisbar sein. Als im Gefolge des Luftkrieges zahlreiche Stationen, Abteilungen und auch komplette Pflegeheime geräumt werden, um Platz zu schaffen für Ausweichkrankenhäuser, kommt es erneut zu Massentötungen. Dieser zweiten Phase der Euthanasie sind nach Schätzungen mindestens 50 000 Menschen zum Opfer gefallen. Im Fall der Heil- und Pflegeanstalt Wiesloch sind zwischen 1940 und 1945 mehr als 1 300 Patienten getötet worden, mehr als die Hälfte aller damals in der Anstalt untergebrachten Menschen.

Neben der gezielten Ermordung in Vernichtungsstätten des sogenannten Euthanasieprogramms kommt es auch in Wiesloch zu zahlenmäßig nicht mehr exakt ermittelbaren Tötungen von Behinderten durch Zwangsarbeit, Nahrungs- und Hygienemangel. An der Universität Heidelberg schreckt man am Ende auch vor Menschenversuchen nicht zurück. In der Wieslocher Anstalt wird zu diesem Zweck zeitweise ein eigenes Gebäude angemietet. Unter Verantwortung von Professor Carl Schneider, drei seiner Ärztekollegen aus Heidelberg und zwei weiterer Mediziner in Wiesloch werden in einer „Forschungsabteilung" von Dezember 1942 bis März 1943 Experimente und Eingriffe an 35 Patienten vorgenommen. Zwei dieser Opfer sind bereits 1943 in der Wieslocher Anstalt gestorben. Neun andere Patienten aus dieser Gruppe an denen Menschenversuche vorgenommen wurden, sind ebenfalls zu Tode gekommen, einige davon fielen sicher dem NS-Euthanasieprogramm zum Opfer, wird die Heidelberger Staatsanwaltschaft Jahrzehnte später feststellen.

Von August 1943 bis Ende Dezember 1944 setzt Schneider seine Menschenversuche in Heidelberg fort. Betroffen sind 52 Kinder und Jugendliche. 21 dieser „Forschungskinder" werden danach regelrecht „auf Bestellung" getötet. Dies geschieht überwiegend extern in der Anstalt Eichberg, damit Schneiders Forschungsbetrieb in Heidelberg zügig und wie gewünscht an die Gehirne der ermordeten Patienten kommt.

Kurz vor Kriegsende flieht Carl Schneider aus Heidelberg. Es gelingt ihm sogar belastendes Aktenmaterial noch zu verbrennen, ehe er von den Amerikanern interniert wird. Im Gefolge der Nürnberger Ärzteprozesse wird Schneider der Justiz überantwortet, zunächst nur als Zeuge. Doch als es absehbar scheint, daß auch Schneider angeklagt wird, erhängt er sich am 11. Dezember 1946 in seiner Gefängniszelle. Seine Helfershelfer und Mitwisser werden sich später mit Erfolg auf den „rein wissenschaftlichen Charakter" ihrer tödlichen Forschungen berufen, kommen ohne Strafe davon und setzen ihre beruflichen Karrieren in der Bundesrepublik fort. Der „Fall Schneider" und das Thema „Euthanasie" sind bis weit in die achtziger Jahre hinein ein viel beschwiegenes Thema an der Heidelberger Klinik gewesen.

Was Wunder also, daß es nach 1945 auch in der Heil- und Pflegeanstalt Wiesloch allzu lange ein Tabu geblieben ist, das Verhalten von Ärzten und Pflegepersonal zu Zeiten des NS-Euthanasieprogramms zu klären. Ein Umstand, der sich nicht zuletzt darin widerspiegelt, wie diskret und öffentlichkeitsscheu die Leitung der Klinik unmittelbar nach Kriegsende und noch Jahre später mit dem Fall Peter Schäfer umgegangen ist.

Alltag in der Anstalt

Beleuchten wir daher also zunächst die Bedingungen und Entwicklungen, unter denen der Patient Peter Schäfer, unser Blumepeter, seine letzten Lebensjahre in der Wieslocher Anstalt verbracht hat. Vergegenwärtigen wir uns dabei auch Zustände, von denen aus den Krankenakten nur wenig aufscheint. Armselige und entwürdigende Verhältnisse, die nicht erst gemessen an den Maßstäben heutiger Psychiatrie Befremden und Entsetzen auslösen.

So ist es damals in den dreißiger Jahren Standard, daß die Patienten in Gemeinschaftssälen mit 20 bis 30 Betten untergebracht sind. Die Metallbetten stammten noch aus der Gründerzeit der Anstalt anno 1905. Ein Nachttisch oder gar ein Kleiderspind stand kaum einem der Patienten zur Verfügung. Persönliches Eigentum, soweit überhaupt vorhanden, wurde im Dachgeschoß des Hauses für den Patienten nicht zugänglich aufbewahrt. Für Frühstück, Mittag- und Abendessen stand nur eine Tasse, ein Teller und ein Löffel aus Aluminium zu Verfügung. Diese Verhältnisse blieben sogar noch bis weit in die fünfziger und sechziger Jahre hinein bestehen, erinnert sich Alois Goehler. 1954 im Alter von 26 Jahren hat er eine Arbeitsstelle in der Wieslocher Anstalt angetreten, ist dort in vielen Funktionen tätig und wird nach und nach für viele Verbesserungen bei der Unterbringung und Versorgung der Patienten sorgen. Am Ende seiner jahrzehntelangen Tätigkeit agiert Alois Goehler als eine Art stellvertretender Betriebsdirektor. Er hat fast alle der Ärzte und Pfleger, die Peter Schäfer in Wiesloch betreuten, noch persönlich gekannt und wird damit für die Anstaltsgeschichte zu einem wichtigen Zeitzeugen. Und nicht zuletzt ist auch Goehlers 21 Jahre älterer Bruder Ernst von 1928 bis 1972 in der Anstalt beschäftigt gewesen. Zunächst als einfacher „Krankenwärter", später als „Pflegevorsteher". Sein Bruder Ernst ist es auch gewesen, der Alois Goehler im Jahr 1938 bei einem Besuch in der Wieslocher Psychiatrie einmal den „Blumepeter" vorgeführt hat: „Peter Schäfer war sehr klein, er konnte sich kaum artikulieren, seine Sprache war schwer verständlich." Solche Besuche von Fremden in der Anstalt mit beiläufiger Präsentation des als „Blumepeter" regional bekannten Patienten waren damals nicht ungewöhnlich, bestätigt Alois Goehler.

Solche „Vorführungen" bleiben in der offiziellen Krankenakte unerwähnt. Und auch unter der Ägide von Direktor Möckel – „ein überzeugter Nazi", so Alois Goehler – ändert sich an der Praxis der kurzen Einträge im Fall Peter Schäfer nichts.

Der Patient gibt nicht viel Neues her für die verschiedenen Ärzte, die in relativ großen Zeitabständen Notizen in meist lakonischer Kürze zu Papier bringen. Nach den letzten kargen Anmerkungen für den Zeitraum von April bis Juni 1933 folgt der nächste Eintrag in Peter Schäfers Krankenakte erst knapp ein Jahr später. Wir registrieren eine neue Handschrift, ein neuer Arzt. Bereits der vierte, der während „Blumepeters" Zeit in Wiesloch Notizen über den Patienten Peter Schäfer fertigt:

„Februar 1934. Halluziniert viel, schimpft dann unflätig, meist euphorisch – läppisch – idiotisch. Homosex[uelle] Neigungen."

Handschriftlich auf „April 1934" datiert, wird der nächste Eintrag erstmals mit einer Schreibmaschine in die Krankenakte getippt:

„Keine Änderung. Bald weinerlich verstimmt, mit Weinausbrüchen, bald euphorisch ausgelassen."

Kurz zuvor ist bereits das endgültige Verdikt über die weitere Zukunft von Peter Schäfer gefallen. Auf einem Formblatt zur „Ausführung des Gesetzes zur Verhütung erbkranken Nachwuchses" heißt es mit Datum und Stempel vom 19. Februar 1934:

„Der ledige Blumenverkäufer Schäfer, Peter, geboren am 5. April 1875 in Plankstadt, Kreis/Amt Mannheim, derzeitiger Aufenthaltsort

Heil- und Pflegeanstalt Wiesloch, wohnhaft in Mannheim, zuletzt Kreispflegeanstalt Weinheim, leidet an angeborenem Schwachsinn."

Diesem handschriftlichen Vermerk wird von unbekannter Hand per Schreibmaschine hinzugefügt:

„Der Obige ist erbkrank und wird dauernd in der Anstalt verbleiben."

Dank dieses Zusatzes ist dem Blumepeter die Zwangssterilisation erspart geblieben. Dr. Hans Dieter Middelhoff, bis 1997 Ärztlicher Direktor der damals noch unter dem Namen „Psychiatrisches Landeskrankenhaus" firmierenden Wieslocher Anstalt, hat daraus sogar geschlossen, daß Peter Schäfers relativ hoher Bekanntheitsgrad auch Schutz vor den Nachstellungen der NS-Psychiatrie geboten haben muß. In einem Hörfunk-Interview im Jahr 1990 betonte dies Dr. Middelhoff gegenüber dem Autor, dem es damals aus datenschutzrechtlichen Gründen noch nicht möglich war Peter Schäfers Krankenakten selbst einzusehen. Als ärztlicher Direktor hatte Dr. Middelhoff jedoch Zugang zu diesen Patientenunterlagen und zitierte im Gespräch auch einige kurze Passagen aus einer Kopie:

„Der Blumepeter war ja immerhin eine regional bekannte Persönlichkeit und diese Legendenbildung um ihn herum hat ihn sicher geschützt. Ich habe keinen Zweifel, daß er von den Wärtern eher gehätschelt worden ist, daß er mehr Nahrung bekommen hat als viele andere Insassen, die mit regelrechten Hungerkuren traktiert wurden. Viele Wieslocher Patienten sind sogar durch Hunger zu Tode gekommen, das ist beim Blumepeter sicherlich nicht zugetroffen. Peter Schäfer ist weder als erbkrank klassifiziert noch sterilisiert worden. Er ist wahrscheinlich auch nicht erfaßt und von Euthanasie bedroht worden, möglicherweise, weil sich die damaligen Machthaber vor Beunruhigung in der Bevölkerung gefürchtet haben."

In den Wieslocher Krankenunterlagen finden sich tatsächlich einige Hinweise darauf, daß der Blumepeter auch nach fast zwei Jahrzehnten in der Psychiatrie noch längst nicht in Vergessenheit geraten war. In einem Schreiben vom 16. Oktober 1937 will der Mannheimer Buchhändler und Antiquar Friedrich Otto dem Patienten Peter Schäfer einen Besuch abstatten: „Ich habe hierzu Auftrag seitens des *Mannheimer Tagblattes*", es geht um eine „Abhandlung", die Otto über den „Blumepeter“ verfassen will. Das Schreiben geht am 19. Oktober in Wiesloch ein. Mit Bleistift fügt der erste Bearbeiter der Anfrage hinzu: „Dürfte wohl nicht in Frage kommen!“ Auf der Rückseite des Briefes notiert Anstaltsleiter Möckel höchstselbst – wie das Kürzel „Mc“ deutlich macht – noch am selben Tag die Antwort an Otto: „Die Angehörigen von Peter Schäfer (Blumenpeter) haben sich wiederholt darüber beklagt, daß er bei Besichtigungen gezeigt wird. Auch aufgrund des ärztlichen Berufsgeheimnisses können wir Ihrer Bitte nicht entsprechen. Heil Hitler!“

Derartige Einlassungen und Klagen der Angehörigen Peter Schäfers über solche „Vorführungen“ sind in der Wieslocher Krankenakte nicht überliefert. Die Direktion scheint diese auch nicht unterbunden zu haben. Die Mannheimer Zahnärztin Dr. Irmgard Rapp hat im Jahr 2000 bei einem Fernseh-Interview für unseren SWR-Film über „Blumepeter“ folgendes berichtet:

„Es war im Sommer 1938, wir waren etwa 30 bis 40 Studentinnen und Studenten der Zahnheilkunde, die zu einem Informationsbesuch nach Wiesloch fuhren. Wir wurden durch verschiedene Räume geführt, unter anderem durch einen Schlafraum, wo ungefähr 15 bis 20 Betten standen, viele Männer waren im Bett gelegen, manche sind auch rumgelaufen, und da fragte ein Wärter: *Ist da jemand von Mannheim mit dabei?* Meine Freundin und ich haben ganz sachte unsere Finger gehoben und dann rief der Wärter: *Blumepeter, komm mal her.* Und darauf kam ein Mann, etwa ein Meter zwanzig klein, ziemlich großer Kopf, große Ohren, sehr faltiges, durchfurchtes Gesicht, es lag ein leichtes Grinsen darüber, er kam zu uns, nahm die Hand von meiner Freundin und von mir, und schüttelte sie ganz heftig. So recht war uns das nicht, denn alle anderen schauten und fragten sich wohl, was wir mit diesem debilen Menschen zu tun hatten. Er sah wirklich entstellt aus – und nach seinen angeblichen Witzen und seiner Schlagfertigkeit hatten wir uns eigentlich jemand anderen vorgestellt. Die Witze sind sehr zu unserer Jugendzeit verbreitet gewesen, es gab ja auch kein Fernsehen, kein Radio oder andere moderne Ablenkungen und nicht viel Freizeitvertreib. Infolgedessen hat man sich damals viele Witze erzählt, die meisten oder alle diese Witze, die man sich über den Blumepeter erzählt hat, konnten nicht von ihm stammen, denn von seiner Intelligenz, glaube ich nicht, daß die aus seinem Mund kamen. Und diese ganzen Witze waren doch eher schlicht und harmlos."

Peter Schäfer hat im Jahr 1938 bereits rund zwei Jahrzehnte in den Heil- und Pflegeanstalten von Weinheim und Wiesloch verbracht. Und fast ebenso lange ist der kleinwüchsige und von fachärztlicher Seite als „schwachsinnig" eingestufte „Blumepeter" nicht mehr in Mannheim gesichtet worden. Aber völlig vergessen ist Peter Schäfer keineswegs, wie auch der Wieslocher Anstaltsleiter feststellen muß. Denn am 27. Juni 1939 wendet sich Direktor Möckel brieflich an das Fürsorgeamt der Stadt Mannheim:

„Eine Parteizeitung ist an mich mit dem Wunsch herangetreten, Peter Schäfer (Blumenpeter) vorübergehend mit einem Pfleger nach Mannheim haben zu dürfen, um dort am Wasserturm eine Aufnahme für den Rundfunk zu machen. Wir bitten um Ihre Stellungnahme und bitten auch bei den Angehörigen des Patienten, deren Adresse uns nicht bekannt ist, anzufragen, ob sie mit dem Vorhaben einverstanden sind. Früher sollen die Angehörigen des P. Schäfer sich einmal darüber beklagt haben, daß er Besuchern in der Anstalt gezeigt worden sei."

Möckel räumt damit selbst ein, die angeblichen Beschwerden der ihm persönlich wie namentlich ohnehin nicht bekannten Angehörigen Peter Schäfers über „Vorführungen des Patienten" nur vom Hörensagen zu kennen. Doch die offizielle NS-Presse wie auch die Mannheimer Außenstelle des „Reichssenders Stuttgart" lassen sich nicht so leicht abwimmeln, wie geraume Zeit zuvor der Mannheimer Buchhändler Otto.

Beim Städtischen Fürsorgeamt Mannheim, das ja die Kosten der Unterbringung Peter Schäfers trägt, scheint man die in Möckels Anfrage intendierte Ansicht zu teilen, wonach die öffentliche Präsentation des „Blumepeters" nicht in Frage kommt. Die Mannheimer Behörde beruft sich dabei kurioserweise auf die Wieslocher Patientenakte, nicht aber auf Einwände der Angehörigen und schreibt am 5. Juli 1939 an Direktor Möckel in die Heil- und Pflegeanstalt:

„Peter Schäfer leidet nach dem dortigen Befundbericht an Seelenstörungen und bedarf bis auf weiteres der Anstaltsbehandlung. Wir sind daher der Auffassung, daß es nicht verantwortet werden kann, den Pflegling zur Rundfunkaufnahme vorübergehend freizugeben. Unter diesen Umständen haben wir davon abgesehen, an die Schwester Schäfers wegen dieser Sache heranzutreten."

Aber schon der nächste Satz läßt vermuten, daß sich das Mannheimer Fürsorgeamt für diese Unterstützung im Umgang mit unerwünschten Presseanfragen auch eine gewisse Gegenleistung aus Wiesloch erhofft hat:

„Bei dieser Gelegenheit bitten wir um erneute Prüfung, ob Peter Schäfer in die Kreispflegeanstalt Weinheim oder in die Pflegeanstalt Rastatt verlegt werden kann, oder aus welchen Gründen dies etwa nicht möglich ist."

Waren die Unterbringungskosten in der Psychiatrie Wiesloch den Behördenvertretern zu hoch? Fast zehn Jahre ist Peter Schäfer schon dort untergebracht. War die Betreuung des behinderten Patienten in Weinheim oder Rastatt nicht viel kostengünstiger zu haben? Oder wäre es für Peter Schäfer sogar aus pflegerischen Gesichtspunkten besser gewesen, von Wiesloch fortzukommen? Zumal zu Zeiten, in denen die Euthanasie-Pläne der Nazis immer konkreter wurden?

Eine eindeutige Antwort läßt sich darauf nicht finden, doch dürften bei der Mannheimer Behörde finanzielle Interessen im Vordergrund gestanden sein: Wie kann man die Ausgaben reduzieren? Willi Tronser war in jenen Jahren beim Fürsorgeamt der Stadt Mannheim auch für die Betreuung Peter Schäfers zuständig, hat miterlebt, wie demütigend manche seiner Vorgesetzten mit den Klienten umgegangen sind: „Die Betreuung der Hilfsbedürftigen war sehr kleinlich. Ein typisches Beispiel: Wenn eine Schuhreparatur notwendig war, überzeugte sich der Sachbearbeiter durch *Besichtigung* der reparaturbedürftigen Schuhe, um dann die Anweisung für einen Schuhmacher – damals gab es noch viele selbständige Schuhmacher – auszuhändigen. Mit der Innung der Schuhmacher waren Sonderpreise vereinbart worden! Fürsorgerinnen und Fürsorger, also im Sozialwesen ausgebildete Kräfte, prüften die häuslichen Verhältnisse. Ich erinnere mich noch an den Bericht einer erfahrenen Oberfürsorgerin, die in ihrem Schreiben nach dem Besuch einer Unterstützung beziehenden Familie bemerkte: Der Familie scheint es nicht schlecht zu gehen, auf dem Tisch stand eine große Schüssel Kartoffelsalat! Oder an eine Sitzung des Beschwerdeausschusses unter Leitung des zuständigen Dezernenten, in der die Beschwerde eines Unterstützungsempfängers gegen die Ablehnung seines Antrages auf Überlassung eines Wintermantels behandelt wurde. Der Ausschuß verwarf die Beschwerde und genehmigte eine Joppe. Begründung: früher hätte es auch keine Wintermäntel gegeben. An solchen Feststellungen hatte ich als junger Mann und Inhaber eines sicheren Arbeitsplatzes zu knabbern."

Willi Tronser berichtet auch von einem Kontrollbesuch in der Wieslocher Anstalt, den er Mitte der dreißiger Jahre im Auftrag des Mannheimer Fürsorgeamtes unternommen hat:

„Peter Schäfer ist uns vorgeführt worden, er hätte von sich aus gar nicht den Weg zu uns gefunden. Es ist jemand mit ihm gegangen und ich muß sagen, ich hab' ihn ja von früher gekannt, er war gepflegt, ordentlich soweit, vom Heim her, vielleicht noch etwas zurecht gemacht für den Mannheimer Besuch, das Heim wollte sich ja auch gut darstellen, aber der Blumepeter war zu einer selbständigen Handlung nicht in der Lage. Darüber muß man im Klaren sein. Und das wußten nur die alten Mannheimer. Die auch was mit dem Namen Blumepeter anfangen konnten. Wie gesagt, er war ein armer Mensch und diente zum Gespött, wo er gar nix dafür konnte."

Die Anfrage des Mannheimer Fürsorgeamts wegen der Verlegung des Patienten aus der Wieslocher Psychiatrie wird indes von Direktor Möckel bereits am 8. Juli 1939 kurz und bündig abgelehnt:

„Peter Schäfer eignet sich weder zur Verlegung in die Anstalt Rastatt noch in eine Kreispflegeanstalt."

Gab es nun doch eine medizinische Indikation? Oder gar fürsorglichen Schutz im Interesse eines behinderten Menschen gegenüber neugierigen Nachstellungen seitens der Presse? Die Bilder, die Peter Schäfer in seinen letzten Lebensjahren zeigen, scheinen dies belegen zu können. Aus dem pfiffigen kleinen Kerlchen im Anzug, der zu Beginn des Jahrhunderts mit Veilchenstrauß und Blumenkörbchen posierte und heiter in die Kameralinse grinste, ist ein dumpf dahinbrütender Mensch mit stierem Blick geworden.

Es gibt Zeitzeugen, die den Patienten Peter Schäfer noch im Jahr 1940 gesehen und erlebt haben. Hedwig Dutzi ist während des Zweiten Weltkrieges im Reservelazarett Wiesloch beschäftigt gewesen, das damals in Gebäuden der Wieslocher Heil- und Pflegeanstalt untergebracht war. Frau Dutzi schreibt am 12. Juni 2000 im Gefolge der Berichterstattung über unser SWR-Filmprojekt in Sachen „Blumepeter“:

„Er ging damals manchmal in einer Arbeitskolonne, die im Rahmen der Arbeitstherapie zu irgendeiner Beschäftigung in der Gärtnerei oder in den Feldern ausrückte, an einem Wagen, in welchem das Arbeitsgerät befördert wurde, schiebend oder sich auch nur festhaltend. Mein Vater war als Krankenpfleger in der Heil- und Pflegeanstalt. Die Anstaltsleitung hatte einmal die Ehefrauen zu einer Besichtigung eingeladen, an der auch meine Mutter teilnahm. Ein Arzt hatte den Blumepeter aus seiner Abteilung herausgeleitet und auf der Eingangstreppe den Frauen präsentiert. Er fragte: Nun Peter, welche der Frauen gefällt Dir denn am besten? – Peter sagte mit näselnder Stimme: *Sie sinn all schää*. Also so sehr debil kann er wohl nicht gewesen sein.“

Der behinderte Peter Schäfer scheint für Pfleger und Ärzte ein prominentes Maskottchen gewesen zu sein. Seine Persönlichkeit und deren Schutz standen sicherlich nicht Pate, als man den Patienten „Blumepeter“ immer mal wieder Gästen und Besuchern vorführte. In der Wieslocher Anstalt gab es auch einen SA-Sturm, bestätigt uns Alois Goehler, und der posierte zusammen mit Peter Schäfer vor der Kamera. Der Anfang der neunziger Jahre verstorbene Mannheimer Journalist Dieter Preuss hat dieses „Blumepeter“-Foto gesehen – und nicht veröffentlicht. Ich habe das Bild nicht ausfindig machen können, zitiere aber die Anmerkungen, die Dieter Preuss in einem Hörfunk-Interview mir gegenüber machte:

„Das ist so seine letzte Station und das Bild hat mir Angst gemacht. Ein Foto in Chamoix und Kleinformat. Und da steht auf einer Treppe im Wieslocher Landeskrankenhaus etwas gnomenartig der Blumepeter. Und um ihn herum gruppiert die Herrenmenschen. Ein Sturm der SA, die Fäuste in die Seite gestemmt, über das ganze Gesicht grinsend. Da wurde der Peter Schäfer, der Blumepeter, in einer ganz fiesen Weise benutzt.“

Das Ende in der Anstalt

Sein schon zu Lebzeiten fragwürdiger Ruhm hat nicht nur Schutz geboten. Der Patient Peter Schäfer scheint seinen Ärzten und Pflegern im Laufe der Zeit eher lästig geworden zu sein. Darauf lassen jedenfalls die spärlichen medizinischen Beurteilungen aus den letzten Lebensjahren des Blumepeter schließen. Die kurzen Notizen in der Patientenakte sind von mindestens fünf verschiedenen Personen verfaßt worden, die über den Zustand ihres Pfleglings von Jahr zu Jahr kaum Neues zu berichten wissen. Haben die Ärzte allzu schnell das Interesse an ihrem „prominenten" Patienten verloren? Für den Zeitraum von Februar 1934 bis zum Januar 1936 gibt es keine einzige Notiz! Erst mit Datum vom 29.1.1936 erfolgt mit Schreibmaschine der nächste Eintrag in Peter Schäfers Wieslocher Krankenakte:

„Keine wesentliche Veränderung. Zeitweise ausgesprochen mißgestimmt, mürrisch, unzufrieden. Primitive Unlustgefühle ohne eigentliche Inhalte. Bisweilen auch ängstlich, klammert sich hilfesuchend an die Hand des Arztes. Nach Pflegebericht bisweilen deutlich homosexuelle Tendenzen, sucht sich zu anderen entsprechend gerichteten Kranken ins Bett zu legen etc. … Ab und zu auch ausfällig und in derben Ausdrücken schimpfend. Im Ganzen jedoch ruhig, freundlich, macht den Diener etc. ..."

Dieser Bericht stammt von einem Arzt mit dem Namenskürzel „schrl" „schlr", „schr" oder „sch" – möglicherweise also Dr. Schindelmayr, der 1936 eine Stelle in der Wieslocher Anstalt antritt und im selben Jahr auch zwei Fotografien von Peter Schäfer beim Spaziergang auf dem Anstaltsgelände fertigt. Zwei von insgesamt fünf Lichtbildern, die der Krankenakte des Blumepeter beigefügt sind. Das erste stammt noch aus der Zeit kurz nach seiner Verbringung nach Wiesloch, die letzten beiden, von Hand mit „März 1940" datiert, wurden demnach drei Monate vor seinem Ableben aufgenommen. Diese fünf kleinformatigen Fotos füllen die ersten beiden Seiten der Krankenakte, sinnigerweise mit dem Vermerk „Originial [sic!] Blumenpeter!"

Der nächste schriftliche Eintrag in der Krankenakte datiert vom August 1936 und stammt wohl, wie auch die nachfolgende handschriftliche Notiz, von ein- und demselben Arzt mit dem Kürzel „kn." Der schreibt über Peter Schäfers Verfassung:

„Unterliegt häufig starkem Stimmungswechsel, äußert die verschiedensten unsinnigen Wünsche, gelegentlich lärmt er heftig, liegt dann wieder zeitenweise im Bett, ohne von seiner Umgebung Notiz zu nehmen. Immer wieder Versuche homosexueller Betätigung."

Und wieder vergeht ein halbes Jahr bis zum nächsten Eintrag:

„März [19]37. Im ganzen ordentlich, dauernder Wechsel von Euphorie und Depression. Körperlich macht sich das Alter in zunehmendem Maße bemerkbar. Im Depressionszustand rasche Erregbarkeit und manchmal heftige Wutausbrüche."

Von Mai bis Oktober 1937 setzt ein anderer Arzt die Einträge fort. Der Mann mit dem Kürzel „wi" notiert nur „unverändert". Erst ein Jahr später folgt dann der nächste Vermerk über den fast 63jährigen Peter Schäfer, der inzwischen auf Station E untergebracht ist, also der Abteilung für die älteren, auffällig verhaltensgestörten Patienten der Wieslocher Psychiatrie. Wiederum ein anderer Arzt – mit dem Kürzel „P" – beurteilt anschließend den Zustand von Peter Schäfer:

„24. März 1938. Ruhig, euphorisch, gibt dem Abteilungsarzt bei jeder Visite verschiedene Zettel. Werden diese nicht angenommen, so kommt er gewaltig ins Schimpfen und Brüllen. Sexuell sehr aktiv. Stimmungswechsel sehr häufig."

Drei Monate später folgt die nächste Notiz, erneut von anderer Hand. Dem Schriftbild und dem Kürzel „sch" zufolge, scheint Dr. Schindlmayr der Verfasser gewesen zu sein:

„Juni 1938. Wenig Änderung. In letzter Zeit wieder häufiger homosexuelle Attacken nachts auf Mitpatienten. Nimmt dann z. B. auch den Penis eines Pat[ienten] in den Mund. Ist dann am nächsten Tag verlegen!"

Und nach weiteren drei Monaten schreibt ein „Ge":

„September 1938. *Blumenpeter* ist sexuell aggressiv, steigt nachts zu anderen ins Bett. Sonst harmlos, blöde."

Derselbe Arzt fügt ein Vierteljahr später die nächste Notiz, erneut handschriftlich hinzu:

„Dezember 1938. Infolge wiederholter sexueller Delikte – serielle [seminelle?] Onanie, oft per os [durch den Mund also Fellatio] – wurde

Schäfer etwas strenger angefaßt. Die Wirkung zeigt sich darin, daß er sich ganz still verhält."

Es ist wohl jener Mediziner gewesen, der auch für das gesamte Jahr 1939 einen einzigen Eintrag in der Patientenakte von Peter Schäfer hinterläßt. Diesmal allerdings mit Hilfe einer Schreibmaschine und dem typografischen Kürzel „GE":

„Mai 1939. Tendiert zu aktiver und passiver gleichgeschlechtlicher Betätigung, schreit und rülpst dauernd, auch nachts. Nahrungsaufnahme in letzter Zeit sehr schlecht."

Rund fünfzig Jahre später, 1990, hat Dr. Hans Dieter Middelhoff die letzten, daran anschließenden Einträge in der Krankenakte von Peter Schäfer in unserem SDR-Hörfunk-Interview folgendermaßen kommentiert:

„Ab Mai 1939 hat sich das Befinden des Blumenpeter verschlechtert. Er hat auch nicht mehr genügend Nahrung aufgenommen, so daß eine zunehmende Hinfälligkeit eintrat. Im Mai 1940 wurden dann, so heißt es in der Krankenakte, Zeichen von Herzmuskelschwäche und Kurzatmigkeit vermerkt. Am 12. Juni 1940 folgt der vorletzte Eintrag, die letzte Notiz datiert vom Todestag, dem 15. Juni 1940."

So steht es in den Akten geschrieben, müssen wir das so glauben? Ich habe 1998 eine Kopie der Krankenakte im Stadtarchiv Mannheim einsehen können. Zwei Jahre später habe ich für meinen SWR-Film die Originalakte im Generallandesarchiv Karlsruhe noch einmal in Augenschein genommen. Auffällig ist, daß nach dem Eintrag vom Mai 1939 der nächste Vermerk in der Krankenakte erst mehr als ein halbes Jahr später erfolgte, im Januar 1940. Auch die weiteren, vier letzten Vermerke in Peter Schäfers Patientenakte von März 1940, von Mai 1940, vom 12.6.1940 und vom 15.6.1940 wurden von ein- und derselben Person handschriftlich zu Papier gebracht. Und zwar, nach dem flüssigen Schriftbild zu schließen, in einem einzigen zusammenhängenden Schreibakt.

Im Sommer 2006 nehme ich mir im Generallandesarchiv Karlsruhe nochmals Peter Schäfers Patientenakte vor. Die fünf letzten Einträge von Januar 1940 bis zum 15.6.1940 stammen zweifelsfrei von ein- und demselben Verfasser. Doch erst hinter dem letzten der fünf Einträge hat dieser Arzt sein Kürzel gesetzt, ein „m". Und dann fällt mein Blick auf ein anderes Blatt, das der Krankenakte beiliegt: Die Bescheinigung der Anstaltsleitung über das Ableben des Blumepeter weist die gleiche markante Handschrift auf und ist mit demselben Kürzel „m" unterzeichnet. Kein Zweifel, den Tod des Patienten Peter Schäfer hat kein Geringerer als der Leiter der Wieslocher Heil- und Pflegeanstalt, Dr. Wilhelm Möckel, festgestellt! Vom Direktor höchstpersönlich wird das sich so dramatisch verschlechternde Krankheitsbild Peter Schäfers auf „Januar 1940", „März 1940", „Mai 1940", „12.6.1940" und „15.6.1940" verteilt. Sein Kürzel hat Dr. Möckel aber nur ein einziges Mal gesetzt – nämlich nach seiner allerletzten Notiz: „Sch[äfer] kam heute Mittag infolge Herzinsuffizienz (Merasmus) ad exitum. Gehirn wurde herausgenommen und in Formol eingelegt."

Direktor Möckel faßt nachträglich ein halbes Jahr von „Jan. 40." bis „15.6.40" zusammen und hinterläßt eine stringent klingende Beschreibung des physischen Verfalls von Peter Schäfer. Und das nach Ableben des Patienten. Nicht minder bemerkenswert: Ausgerechnet der Leiter der Wieslocher Anstalt, der nie zuvor eigenhändig Einträge über „Blumepeter" hinterlassen hatte, kümmert sich nun auf einmal höchstpersönlich um das Ende des „prominenten Patienten". Warum tut er das?

Will Dr. Möckel klarstellen, daß beim Tod von Peter Schäfer alles mit rechten Dingen zugegangen ist? Oder will er mit den ausführlichen, so plausibel klingenden Erläuterungen davon ablenken, daß man beim Tod von Peter Schäfer etwas nachgeholfen haben könnte?

In seiner prägnanten, mitunter schwer entzifferbaren Handschrift bescheinigt Möckel für „März 40." über Peter Schäfer „schlechter Allgemeinzustand". Aus diesem Monat stammen auch die letzten beiden Fotos des Patienten in der Wieslocher Krankenakte. Schäfer „ist sehr giftig", sei „unruhig, unzufrieden und quengelig wie ein kleines Kind". Für „Mai 40." heißt es, „liegt meist friedlich – still d[es]h[alb] zurück ins Bett, um nun zu je Viertelstunden um so lauter zu schreien und zu blöken", und erwähnt wird ausdrücklich „Zeichen von Herzinsuffizienz, langatmig". Als ob Direktor Möckel höchstselbst am Bett gesessen und den Puls des Patienten gefühlt hätte. Auf den Tag präzise für den 12. Juni 1940 wird Peter Schäfers Verfassung von Möckel folgendermaßen beschrieben: „Sehr schlechtes Befinden, Puls unregelmäßig, beschwerte Atmung, aber immer mehr störend."

Am 15. Juni 1940 ist Peter Schäfer tot.

Der „Blumepeter", der ein Jahrzehnt später auf bemerkenswerte Weise zum Symbol für Mannheimer Wortwitz und Schlagfertigkeit mutieren wird, scheint nicht Opfer des NS-Euthanasieprogramms geworden zu sein, urteilt im Jahr 1990 Dr. Hans Dieter Middelhoff, damals ärztlicher Direktor der Wieslocher Anstalt:

„In Peter Schäfers Todesjahr 1940 fielen tatsächlich die großen T4-Transporte. Damals sind mindestens 770 Patienten der Wieslocher Anstalt in Vernichtungsanstalten, insbesondere in das württembergische Grafeneck, transportiert worden. Etwa einen Monat vor Peter Schäfers Tod ist ein größerer Transport mit 61 Patienten von Wiesloch nach Grafeneck geschehen, und nur fünf Tage nach dem Ableben des Blumepeters sind 75 Wieslocher Patienten nach Grafeneck abtransportiert worden. Aber der Blumepeter war mit Sicherheit nicht dabei, er ist zwischen diesen beiden genannten T4-Aktionen gestorben. Für einen Transport wird er ohnehin schon zu hinfällig gewesen sein. Der erste Transport aus Wiesloch war am 29. Februar 1940 erfolgt, schon damals wird Peter Schäfer gesundheitlich so angeschlagen gewesen sein, daß er den Transport nach Grafeneck körperlich gar nicht überstanden hätte. Ich bin daher der Überzeugung, der Blumenpeter ist verschont worden, der Euthanasie ist Peter Schäfer nicht zum Opfer gefallen."

Wir haben dazu zehn Jahre später für unseren SWR-Film auch den Nachfolger von Dr. Middelhoff befragt, Dr. Rolf-Dieter Splitthof:

„So wie wirs aus den Unterlagen wissen, die ja inzwischen auch für Presse und Forschung zugänglich sind, dürfte das stimmen mit der Todesursache Herzinsuffizienz. Wir wissen ja auch aus den Unterlagen, daß drei Tage vor seinem Ableben, also am 12. Juni 1940, schon ganz massive Symptome von Herzschwäche feststellbar waren. Also auch Unregelmäßigkeiten des Kreislaufs, der Atmung. Und insofern gehen wir auch aus der Tatsache heraus, daß der Blumenpeter hier beerdigt worden ist, davon aus, daß diese Diagnose tatsächlich zutrifft. Zwischen zwei T4-Transporten starb der Blumenpeter, also einen Monat nach einem Transport und mehrere Tage vor dem nächsten Transport. Diese Transporte waren ja von Februar bis November des Jahres 1940. Wir gehen nach dem heutigen Stand der Dinge davon aus, daß Peter Schäfer eines natürlichen Todes gestorben ist – Altersschwäche, wenn man so sagen will."

Auf unsere Nachfrage, inwieweit den Notizen in der Krankenakte zu trauen ist, antwortete Dr. Splitthoff im Jahr 2000:

„Soweit man das heute abschätzen kann, spricht viel dafür, daß die Akten das abbilden, was damals Realität war. Aber hundertprozentig sicher kann man nicht sein, wir waren damals nicht dabei."

Angesichts der auffälligen Konstellation, daß Peter Schäfer nach Aktenlage exakt zwischen zwei T4-Todestransporten gestorben ist, ließe sich allerdings auch etwas pointierter formulieren: Der Mannemer Blumepeter ist gerade noch rechtzeitig an Herzschwäche gestorben, bevor er Opfer des NS-Euthanasieprogramms werden konnte. Oder anders formuliert: Hätte ihn bei besserer gesundheitlicher Verfassung sein lokaler Bekanntheitsgrad tatsächlich vor Abtransport und Ermordung bewahrt?

Und es bleibt die Frage, ob man Peter Schäfer nicht bewußt den Abtransport ersparen wollte? Um damit sein für die Öffentlichkeit weitaus auffälligeres Ende in einer der NS-Mordanstalten zu vermeiden? Um sich vor unliebsamen Nachfragen zu schützen? Hat man deshalb vielleicht beim Ableben Peter Schäfers nachgeholfen? Etwa durch Entzug von Nahrung? „Hungerkuren" solcher Art sind in diesen düsteren Zeiten der Psychiatrie nicht unüblich gewesen.

Zuviel Spekulation? Keineswegs. Denn selbst wenn wir uns an die offizielle Patientenakte des „Blumepeter" halten, bleiben offene Fragen.

Bei Prüfung der Akten

Wie schon erwähnt, hat Anstaltsleiter Dr. Wilhelm Möckel auch höchstpersönlich und eigenhändig den Totenschein von Peter Schäfer ausgefüllt. Das Formblatt gibt gedruckt vor: „Wiesloch, den ...". Mit Stempel eingefügt wird „15. Juni 1940", handschriftlich von Möckel eingetragen, folgt „Peter Schäfer", vorgedruckt ist dann wieder „von" und erneut mit Stempel wird „Mannheim" eingefügt, ebenso in die Rubrik „Landkreis". Sodann wird die vorgedruckte Zeile „ist heute ... Uhr gestorben" handschriftlich mit „13" versehen. Unter „Todesursache" schreibt Dr. Möckel: „Kretinismus, allg. Merasmus, Herzschwäche Beerdig[un]g. auf dem Anst[alts] Friedhof am 18.6.40 14.30 Uhr."

Darunter markiert ein Stempelaufdruck „17. Juni 1940" mit handschriftlichem Vermerk „Zusage", daß das Fürsorgeamt Mannheim die Bestattungskosten übernimmt. Links oben auf dem Papier findet sich ein weiterer Stempelaufdruck, der die anfallenden Positionen für die Bestattung aufführt: „Telefon, Telegramm, einf[acher] Sarg, besserer Sarg, Leichenkleid, B[estattungs]-Gebühr". Handschriftlich ausgefüllt sind nur die vorgegebenen Rubriken für „Telefon", nämlich „-.70 [Pfennig]", und „B[estattungs].-Gebühr", die sich auf „95.- [Reichsmark]" beläuft. Womit also die Bestattungskosten insgesamt 95,70 Reichsmark betragen haben. Ein Sarg wird gar nicht berechnet, obwohl Peter Schäfer doch am 18. Juni 1940 um 14.30 Uhr auf dem Wieslocher Anstaltsfriedhof bestattet worden ist? Ist „Blumepeters" Leichnam etwa doch eingeäschert worden? So wie dies bei Euthanasieopfern üblich war, die laut ärztlicher Mitteilung an die Hinterbliebenen überaus häufig an „Herzversagen" gestorben sein sollten?

Das ist merkwürdig, räumt man auf unsere Anfrage an die Pressestelle der heute unter „Psychiatrisches Zentrum Nordbaden" firmierenden Wieslocher Anstalt ein. Auch Dr. Splitthoff zeigt sich irritiert und interessiert, gibt aber mit Blick auf die Einträge, die Möckel wohl ensuite, in einem Rutsch hintereinander verfaßt hat, zu bedenken, daß die damalige Dokumentationspraxis „eher unregelmäßig abgelaufen sei – das heißt, mehrere Einträge hintereinander aus der Erinnerung heraus waren nichts Ungewöhnliches für die Ärzte." Pressesprecherin

Susann Roßberg stellt darüber hinaus Kontakt her zu Alois Goehler, dem „wandelnden Vergangenheitslexikon“ der Wieslocher Anstalt.

Der meint, daß kein Sarg für die Bestattung berechnet worden ist, liegt wohl daran, daß die einfachen Holzsärge für die in Wiesloch verstorbenen Patienten in der Schreinerei der Anstalt gefertigt wurden. Viel ungewöhnlicher kommt Alois Goehler aber vor, daß Peter Schäfer damals überhaupt auf dem Wieslocher Anstaltsfriedhof beigesetzt worden ist: „Normalerweise sind in Wiesloch verstorbene Patienten an ihrem Heimatort bestattet worden. Der Anstaltsfriedhof war ausdrücklich nur für diejenigen vorgesehen, die nicht an ihrem Heimatort bestattet werden konnten.“ – Wieso ist Peter Schäfer also nicht in Mannheim beigesetzt worden? Zumal dort ja noch Anverwandte lebten. Und im Sommer des Jahres 1940 auch keine kriegsbedingten Hindernisse oder Einschränkungen für derartige Überführungen und Bestattungen bestanden. Auch Willi Tronser, damals beim Mannheimer Fürsorgeamt beschäftigt, hat keine Erklärung gefunden. Geschah das aus Kostengründen, wollte man sich damals die Zahlung von Überführung und Bestattung ersparen? Wäre das aber nicht Aufgabe der hinterbliebenen Angehörigen gewesen? Oder ahnte man beim Fürsorgeamt in Mannheim, daß beim Ableben Peter Schäfers möglicherweise nicht alles mit rechten Dingen zugegangen sein könnte und wollte deshalb den problematischen Fall endgültig aus den Akten haben?

Als zwanzig Jahre später das Grab Peter Schäfers geräumt werden soll, zahlt die Stadt Mannheim übrigens auf Beschluß des Gemeinderates die von der Wieslocher Anstalt verlangten 50.- DM „Verschonungsgebühr“. Den Leichnam nach Mannheim zu überführen, war hingegen nie ein Thema. Warum aber wurde der Leichnam von Peter Schäfer am 18. Juni 1940 auf dem kleinen Friedhof der Wieslocher Heil- und Pflegeanstalt beigesetzt? – Auch Alois Goehler räumt ein: „Das ist eine berechtigte Frage, eine merkwürdige Sache. Ich meine, die Stadt hat sich zur gegebenen Zeit nicht gemeldet und den Punkt stillschweigend übergangen. Es wollte dort vielleicht keiner den Eindruck erwekken, daß er da versagt hat.

In den Zeiten des Krieges und der NS-Diktatur war das schon unangenehm, nach dem Krieg wohl noch unangenehmer für gewisse

Personen – aber die Frage, warum man Peter Schäfer auf dem Anstaltsfriedhof beigesetzt hat, bleibt offen."

Es gibt noch weitere solcher offenen, bis heute ungeklärten Fragen: Was ist etwa aus dem Hirn von Peter Schäfer geworden, das ja noch am Tag seines Todes entnommen und konserviert wurde? In den Unterlagen der Wieslocher Patientenakte finden sich darüber keine weiteren Angaben. Eine Anfrage meinerseits an das Heidelberger Universitätsarchiv, ob „Blumepeters" Gehirn möglicherweise zu Zeiten von Ordinarius Dr. Carl Schneider in die anatomischen Sammlungen der *Ruperto Carola* gelangt sein könnte, zeitigte kein Resultat. Zumindest scheint es in den Leicheneingangsbüchern und anderen Unterlagen keinen Nachweis darüber zu geben.

„In Wiesloch ist es nicht", urteilt Alois Goehler: „Ich habe jahrzehntelang engen Kontakt zu unserem dienstältesten Pathologen gehabt. Er hat mir viele solcher Hirnpräparate gezeigt, aber keines von Peter Schäfer. Und ich bin mir sicher, daß der Mann mir das Gehirn vom Blumepeter bestimmt nicht vorenthalten hätte."

Interessanterweise ist auf Peter Schäfers Totenschein der vorgegebene Passus „10. Leichenpaß" von Hand durchgestrichen worden. Keine amtliche Obduktion, keine offizielle Feststellung der Todesursache durch andere Ärzte? Alles „Chefsache" von Dr. Möckel – aber erst im Fall des Ablebens des Patienten Peter Schäfer. Und wenn der Anstaltsdirektor den Totenschein ausstellt, braucht man auch keinen Leichenpaß. Schließlich wird der Leichnam des verstorbenen Patienten Peter Schäfer ja auch auf dem Wieslocher Anstaltsfriedhof beigesetzt. Alles in einer Hand, unter Dach und Fach.

Auf dem Totenschein von Peter Schäfer ist die Rubrik „Beschluß" unter Punkt „6." mit „Nachricht dem Gesundheitsamt in Mannheim mit Diagnose" ausgefüllt und mit grünem Stift deutlich markiert worden. Damit keine unnötigen Nachfragen kommen, ja nicht vergessen?

Wann hat Dr. Möckel wen über den Tod Peter Schäfers informiert? Allererste Adresse scheint das Fürsorgeamt der Stadt Mannheim gewesen zu sein. Die Behörde muß ja die Kosten der Beisetzung übernehmen. Eine direkte schriftliche Mitteilung des Fürsorgeamts findet sich nicht bei den Akten, dafür der auf dem Totenschein mit Datumsstempel versehene Zusatz: „Zusage a[m] 17. Juni 1940", die um „15.30" offensichtlich telefonisch aus Mannheim erfolgt sein muß. Oder hat sich Anstaltsleiter Möckel die Zusage der städtischen Finanzierung selbst eingeholt? 70 Pfennig Telefonkosten sind auf dem Totenschein jedenfalls vermerkt.

Tags darauf, am 18. Juni 1940 um 14.30 Uhr findet in aller Stille die Beisetzung Peter Schäfers statt. Anscheinend ohne seine Verwandten, die von seinem Ableben wohl erst später über das Fürsorgeamt erfahren haben. „Der Friedhofsgärtner Blaser richtete das Grab etwas würdiger her als sonst üblich, holte Steine für die Umfassung und auf dem schlichten Holzkreuz steht zu lesen, daß hier der Blumepeter ruht", schreibt Dieter Preuss am 13. Dezember 1963 in der *Schwetzinger Zeitung* über das Begräbnis.

Im Mannheimer Fürsorgeamt arbeitet im Jahr 1940 der damals 36 Jahre alte Willi Tronser und erfährt im Dienst von Blumepeters Tod: „Da habe ich gedacht, *Peter, jetz' hasch dei Ruh', jetz' kammer auch kei Witze mer iwwer dich machen*, und wie das auch mit der Euthanasie bekannt wurde, habe ich gedacht, Peter, das ist dir erspart geblieben, du bist einen ordentlichen Tod gestorben – ich unterstelle das wenigstens. Denn ich dachte damals, da in Wiesloch war es vielleicht schwieriger – ich drücke mich jetzt etwas drastisch aus – jemanden in den Tod zu befördern, als dort in Grafeneck oder Hadamar, ich habe viele, auch dienstlich Bekannte oder Angehörige von Pflegeheimpatienten gekannt, die damals die kurze Mitteilung bekommen haben, *an Lungenentzündung gestorben*, alle aus derselben Richtung. *Herzinsuffizienz* oder *Lungenentzündung*. Wir haben also viele Nachrichten von Hadamar bekommen und überwiegend hieß es, an *Lungenentzündung* gestorben. Wir wußten natürlich vom Amt her, welche Art von Lungenentzündung das war. Da ging man kalt darüber hinweg. Wir haben uns natürlich unsere Gedanken darüber gemacht, haben genickt, ja, ja: *Lungenentzündung*."

Auch in Plankstadt, dem Geburtsort Peter Schäfers, hielt sich damals in der Bevölkerung die Vermutung, daß der Blumepeter Opfer des NS-Euthanasieprogrammes geworden sei. Dies berichteten mir jedenfalls

Zeitzeugen nach einem Vortrag über Peter Schäfers Lebensweg. Aber öffentlich geredet wurde über dieses Thema natürlich nicht.

In der Tat muß schon den damaligen Zeitgenossen aufgefallen sein, daß Peter Schäfer, in Mannheim und Umgebung bei vielen ja immer noch bekannt, ausgerechnet während der Hochphase der von den Nazis angezettelten Euthanasie-Morde, in der Wieslocher Anstalt eines natürlichen Todes gestorben ist. Deshalb mußte man nach der offiziellen Mitteilung vom Ableben des Blumepeter damit rechnen, daß die Öffentlichkeit hellhörig reagiert. Schon das allein ist Grund genug, daß Anstaltsdirektor Dr. Wilhelm Möckel den Fall Peter Schäfer zur Chefsache macht. Ganz unten auf dem von ihm gefertigten Totenschein fügt Möckel am 20.6.1940 für seine Kanzlei handschriftlich hinzu: „Sch[äfer] war wegen Kretinismus in unserer Behandlung. Er kam infolge Herzversagen wie allg. Merasmus ad exitum." Und zwischen diesen Zeilen findet sich von Hand hinzugefügt der dann wieder durchgestrichene Vermerk „Zeitung!!!", mit einem Fragezeichen versehen.

Die Kanzlei der Wieslocher Anstalt setzt ihrerseits auf demselben Blatt darunter: „Ausgeführt 22.6." Soll heißen: Eine Woche nach dem amtlichen Ableben des Blumepeters und vier Tage nach der Bestattung des Leichnams wurde nun die gleichgeschaltete Presse informiert. Schon um etwaigen Gerüchten entgegenzutreten, der „Blumepeter" sei in der Anstalt umgebracht worden?

Noch nicht vergessen

Blumepeters „natürlicher Tod" – denn als solcher hat in Zeiten der T4-Aktion die Nachricht von Peter Schäfers Ableben in der Anstalt Wiesloch erst recht zu gelten – ist denn auch dem Mannheimer „Hakenkreuzbanner" am 23. Juni 1940 einen Nachruf wert. Der erscheint unter dem Autorennamen „Theobald":

„Der Blumenpeter ist tot. Die meisten Mannheimer kannten ihn nur noch vom Hörensagen, und wenn er sogar bei den *reingeplackten* Mannheimern eine gewisse Berühmtheit erlangte, so war dies nur den unzähligen Witzen und Anekdoten zu verdanken, die über ihn in Umlauf gesetzt wurden, aber mit dem Blumenpeter selbst gar nichts zu tun hatten. Ich sah den kleinen, rundlichen Mann noch vor vielen Jahren durch die Straßen unserer Stadt gehen, ja, ich sehe ihn noch leibhaftig vor mir, mit dem Blumenkörbchen am Arm, wie er die bösen Buben abwehrte, wenn sie ihn *uhzen* wollten. Er war ein harmloser, gutmütiger Mensch, gar nicht so dumm, wie es schien, und wohl imstande, mal eine Gaudi mitzumachen, falls die rechten Leute dabei waren. In einigen Alt-Mannheimer Gaststätten bewahrt man noch sein Bild und manche heitere Erinnerung an den Blumenpeter, der dieser Tage im Alter von 65 Jahren das Zeitliche segnete. Den Mannheimern wird er immer als populärste Figur unter all den vielen Originalen der Quadratestadt in Erinnerung bleiben, und wenn wir alle einst dahingegangen sind, dann wird man im *Habereckl,* im *Daawe Hammel* und anderswo noch manche Geschichte vom Blumenpeter erzählen."

Daß der Blumepeter die letzten zwanzig Jahre seines Lebens in der Psychiatrie verbrachte und in der Wieslocher Anstalt verstorben ist, bleibt in dem NS-Blatt unerwähnt.

Tags darauf, am 24. Juni 1940, veröffentlichen die *Heidelberger Neuesten Nachrichten* ein Foto von Peter Schäfer aus seiner Zeit als Mannheimer Blumenverkäufer. Unter der Überschrift „Der Blumenpeter ist tot" heißt es:

„Nach Meldungen aus Mannheim ist der *Blumenpeter*, der schon seit vielen Jahren in der Wieslocher Heil- und Pflegeanstalt als Geisteskranker untergebracht war, dort vor einigen Tagen im 65. Lebensjahr gestorben. Er galt lange als Mannheimer Original. Peter Schäfer, wie sein richtiger Name lautet, wurde am 5. April in Weinheim [sic!] geboren. Von den vielen Blumenpeter-Witzen, die man erzählt, gehen allerdings nur die wenigsten auf sein eigenes Konto."

Die bürgerliche, aber gleichgeschaltete Presse in Mannheim geht indes viel milder mit der legendären Figur und ihrer realen, gerade verstorbenen Verkörperung um. Schließlich haben sich schon damals um die Figur des Blumepeter Legenden gerankt, die nichts mit dessen wirklichem Lebensweg zu tun hatten. Seit der auffällige kleine Mann im November 1919 aus dem Verkehr gezogen wurde und nicht mehr zum

Mannheimer Stadtbild gehörte, mag die blühende Phantasie die Oberhand über reale Erinnerungen gewonnen haben. Die Fiktion vom Blumepeter beginnt sich von der Person Peter Schäfer zu lösen. Im Juni 1940 gilt es aber noch einmal an den tatsächlichen Blumepeter zu erinnern – und dies möglichst schonend und unverfänglich. So erscheint am 26. Juni 1940 in der *Neuen Mannheimer Zeitung* unter der Überschrift „Der Blumenpeter gestorben" ein Nachruf, dessen Autor mit dem Kürzel „d." die psychiatrische Unterbringung ebenso nebulös wie geschickt ausspart, und obendrein den Lebenslauf des geistig und körperlich behinderten „Stadtoriginals" mit Hilfe der beiden von Karl Buck verbürgten Anekdoten verklärt:

„Auf 65 Jahre hat er's gebracht, der fast schon sagenhaft gewordene, am Sonntag vor acht Tagen verstorbene kleine Mann, genannt der *Blumenpeter*, den die ältere Generation unserer Stadt noch von Angesicht zu Angesicht gesehen, die junge ihn aber, da er schon vor einer Reihe von Jahren aus dem Weichbild Mannheims verschwunden ist, nur vom Hörensagen, vor allem jedoch von den vielen mehr oder weniger guten Witzen und Anekdoten her kennt, die heute noch von den Vereinsbühnen herab und an den Stammtischen, ja sogar in der humoristischen Ecke mancher auswärtigen Zeitungen erzählt werden, von denen freilich die wenigsten den Blumenpeter zum Urheber haben.

Er hieß nicht etwa Peter Blum, sondern Peter Schäfer und entstammte einer fleißigen und achtbaren Mannheimer Arbeiterfamilie. Weil Peter im Wachstum zurückblieb und neben Asthma an einem Sprachfehler litt, konnte er keinen handwerklichen Beruf ergreifen, weshalb er sich auf den Verkauf von kleinen Blumensträußen in den hiesigen Gaststätten verlegte und solcherart sein bescheidenes Brot verdiente. Er war gar bald in ganz Mannheim unter dem Namen *Blumenpeter* bekannt. Weil unsere Stadt im Ruf steht, eine Hochburg pfälzer Humors zu sein, konnte es nicht fehlen, daß angeheiterte Gaststättenbesucher den Blumenpeter auf seinen Rundgängen mit den Kindern Floras zur Zielscheibe ihres Witzes machten und ihm mancherlei, nicht immer harmlose Scherze zur Kenntnis brachten, die Peter gelegentlich wieder weiter erzählte. Von Natur ein gutmütiger, durchaus nicht unintelligenter Mensch, bot er, immer sauber gekleidet, seine Blumen an und konnte nur in Zorn geraten, wenn ungezogene Buben zwischen 10 und 25 Jahren ihn ob seiner körperlichen Kürze hänselten oder seine schwere Zunge nachahmten.

Daß Blumenpeter eine ausgeprägte humoristische Ader besaß, beweist die Tatsache, daß er die Herren Gebrüder Buck, die im geselligen Leben unserer Stadt als private Vortragskünstler geschätzt waren, als seine Freunde betrachtete und bei ihnen ein gern gesehener Gast war. Ganz besonders ins Herz geschlossen hatte er Herrn Karl Buck, mit dem zusammen er sogar einmal in einer *Feuerio*-Sitzung im ehemaligen Bernhardussaal als Ringkämpfer auftrat. Peter hielt sich nämlich für einen Athleten und sein sehnlichster Wunsch war der Besitz einer Hantel. In der fraglichen Faschingssitzung forderte Herr Karl Buck in der Maske des Blumenpeter, als Ringer kostümiert, einige Herren aus der Mitte der Zuschauer auf, mit ihm einen Gang zu wagen. Da sich niemand meldete, kam plötzlich aus den Kulissen der Blumenpeter gewackelt, ebenfalls im Ringertrikot, seiner Rolle gemäß gestikulierend und schreiend: *Was, Sie wolle mich markiere, Sie halwi Porzion! Ihne zeich ich, wer d'r Blummepeter is! Ihne schmeiß ich uff de Buckl, Herr Buck, daß Se's uffschtehe vergesse!* Und im selben Tonfall fügte er hinzu: *Kaal, schmeiß mich nit um; du weescht, ich muß gewinne, dann krich ich e Hantl vun deim Bruder!* Mit dieser ungewollten Improvisation hatte Peter aber auf der ganzen Linie gesiegt: der Beifall der närrischen Versammlung war tumultuarisch.

Ein andermal stand Peter vor einem Ladengeschäft und besah sich die Auslagen. Sein Freund Karl Buck trat unbemerkt von hinten an ihn heran und hielt ihm beide Hände vor die Augen. Ärgerlich suchte Peter sie wegzuziehen und schrie dabei: *Loss mich los, du A – A – , ach so, du bischt's, Kaal; ich hab dich nit gekennt*, als sein Freund ihn losließ und Peter sich umdrehte. Derartige heitere Zwischenfälle mit seinem Busenfreund könnten noch um eine erhebliche Anzahl vermehrt und durch letzteren verbürgt werden. Die beiden angeführten Szenen mögen genügen zur Kennzeichnung Blumenpeters.

Diese und ähnliche waren wohl der Anlaß, daß Blumenpeter, auch als er seinen Beruf aufgab und in den Gaststätten Mannheims nicht mehr zu sehen war, noch als Verantwortlicher galt – und wahrscheinlich über sein Grab hinaus noch lange gelten wird – für zahllose Anekdoten und Stammtischwitze, von denen er keine Ahnung hatte, auch für solche, die noch im Schoß der Zukunft liegen. Seine Seele mag sich mit der Friedrichs des Großen und anderer Körper- und Geisteshelden trösten!"

Anno 1940 vom Preußenkönig Friedrich dem Großen auf den Mannemer Blumepeter zu schließen: Welch eine tollkühne Verbindung. Aber der echte Peter Schäfer ist tot und der Weg frei, sich vom realen, unangenehmen Blumepeter zu verabschieden. Was in den Jahren nach dem Untergang der Nazi-Diktatur denn auch vollends geschieht, schon um sich nicht der peinlichen Frage stellen zu müssen, ob das vermeintlich „urtypische Mannheimer Original" nicht im Gefolge des NS-Euthanasieprogramms zum Opfer wurde und vielleicht umgebracht worden ist. Eine zeittypische Form von Verdrängung schlechten Gewissens und möglichen Debatten über Schuld und Mitschuld.

Wege zum Nachruhm – oder: Das schlechte Gewissen

Bereits zu Peter Schäfers Lebzeiten wurden „Original Blumepeter-Witze" veröffentlicht. Der Patient Schäfer war schon seit über einem Jahr in der Wieslocher Psychiatrie untergebracht, als der wahrscheinlich populärste und anspruchsvollste Autor kurpfälzer Mundartdichtung, der Mannheimer Bankdirektor Hanns Glückstein, seine „Schnitz unn Witz vum Blummepeter!" in Druck gab:

„Wer redd heut in Mannem noch vum Blummepeter? Wer denkt heut in dere leichtlewige Zeit noch an's letschte Original, wo Mannem g'habt hott? Mannem war immer arm an Originale unn wann m'r die werklich originelle Figure uffzähle will, dann lange die Finger vun eenere Hand! Jedenfalls der, wo de Mannemer am meischte Schpaß gemacht hott, unn um den, wo sich die meischte Legende gebild't hawwe, unn vun dem, wo die schönschte Witz verzählt werre, des is unschtreitig de Blummepeter! De Peter war nit dumm; der hott genau gewißt, was'r will unn sein Leut hott'r gekennt, wo was zu hole war unn denne'r sei Blummeschträußel hott verkaafe könne! Jedes Kind hott de Peter gekennt, unn wann'r uff de Trepp vun de Synagog als *älteres Semeschter* in de Zwanzig odder Dreißig mit de kleene Buwe unn Mädle g'sesse hott, dann war'm keen Schpiel zu wenig, vorausg'setzt, daß'n keener ge-uzt hott; dann do is'r als schwer in die Woll kumme, so harmlos'r als suscht hott sein könne! Die meischte Witz, wo in Mannem kursiere, werre'm Blummepeter angedicht', n' Beweis defor, daß'r werklich e volkstümlichi Figur gewese is, so lang'r in Mannem war!"

Hanns Glückstein liefert selbst zwei Beispiele solcher „angedichteten Witze":

„De Peter hott emol zum Geburtstag vunn e paar Verehrer 'n wunnerschöner Schtock mit 'me ganz aparte Griff g'schenkt kriegt. De Schtock hott e normali Größ g'habt unn war natürlich for de Peter viel zu groß, weil'r nie üwwer's Maaß vu 'me zehnjährige Kind nausgewachse is, unn sein Hand immer an dem Schtockgriff hott nufflange müsse! M'r kann sich denke, wie komisch des war: des kleene Männele mit dem große Schtock! Unn do hott emol eener zu'm g'sagt: Peter, loß doch de Schtock abschneide, der is jo viel zu groß for dich! – *Hosch recht*, hott de Peter geantwort, *awwer's wär schad for de schöne Griff!* – Ha, hott de anner gemeent, du kannscht'n doch unne abschneide losse...! – *Nee*, war die Antwort vum Peter, *unne paßt'r!*"

Nicht ganz so absurd erweist sich der zweite Glückstein-Witz, in dem es um die angeblich legendäre Schlagfertigkeit des Blumepeter geht:

„Ame schöne Tag is de Peter emol in Heidelberg vor 'me wunnerbare Neubau g'schtanne. *Sie*, hott'r 'n Heidelberger g'froogt, wo zufällig gewißt hott, daß des de Blummepeter is, *was gebt dann des for e Haus?* – Des? Des gebt e Narrehaus! war die Antwort. *So?*, hott de Peter verwunnert g'sagt, *for wen?* – For die Mannemer, hott de Heidelberger g'sagt, um de Peter zu uze. *So, for die Mannemer*, hott de Peter gelacht, *ich hab m'r doch glei gedenkt, daß des for die Heidelberger zu kleen is!*"

Hanns Glückstein galt damals als der talentierteste Mannheimer Mundartdichter: Sein früher Tod im Jahre 1931 mag dazu beigetragen haben, daß die später erfundenen Blumepeter-Witze und Anekdoten in der Qualität deutlich abfielen. Stilprägend für Blumepeter-Geschichten war in den fünfziger Jahren der Mannheimer Gymnasiallehrer Adolf Blösch, der unter dem Pseudonym Adam Schölb nacheinander drei sehr beliebte Sammelbände mit Blumepeter-Witzen veröffentlichte: „Kaaf ma ebbes ab", „Blumepeter und Meesehannes" sowie „Blumepeter, wie er wirklich war." Im Jahr 1959 wird daraus Bröschs/Schölbs *Opus Magnum*, „Das große Blumepeter-Buch", das bis heute mehrfach Neuauflagen erlebt hat. Die darin kolportierten Witze, Kalauer und Anekdoten – weit über 500 an der Zahl – sind samt und sonders erfunden, scheinen auch von anderen Vorbildern Marke „Tünnes und Schäl" abgekupfert oder zumindest inspiriert worden zu sein. Die manchmal hintersinnig-heiteren, bisweilen absurden, des öfteren allerdings auch arg abgestandenen Wanderwitze befördern aber erst recht den posthumen Ruhm: Man fragt sich angesichts dieser vielfältigen Verklärung, ob da manche nicht etwas wiedergutmachen wollten? Adolf Blösch/Adam Schölb formulierte es als selbsternannter Herausgeber der Blumepeter-Bücher im Vorwort der ersten Buchauflage folgendermaßen:

„Es war vielleicht nicht so sehr sein urwüchsiger Mutterwitz, der ihm alle Herzen gewann, sondern vor allem der Umstand, daß alle auf ihn heruntersehen konnten, körperlich und geistig. Jeder, auch der Einfältigste, konnte sich ihm überlegen dünken und schmunzelnd, oft mit einem leisen Unterton von Geringschätzung, seinen Witz an ihm erproben. So etwas tut gut, schmeichelt der Eigenliebe und macht zu wohlwollendem Entgegenkommen bereit. [...] Hütet Euch vor dem billigen Stolz der Normalgebauten, dem lächerlichen und gedankenlosen Hochmut geistiger Dutzendware! Gott ist in den Schwachen mächtig! – Wieviele schon hat man auf Sockel gestellt, die – bei Lichte besehen – unendliches Leid über die Menschheit gebracht haben [...]. Gebührt nicht mit viel größerem Recht ein ragendes Mal dem unscheinbaren, kleinen Mann, der nichts als Heiterkeit und Frohsinn um sich verbreitete [...]?"

Aus Schölbs Feder stammt auch das Büchlein „Blumepeter wie er wirklich war", das die angeblichen Tagebuchaufzeichnungen von „Peters Vetter Thedor" verwertet haben will. Darin heißt es, besagter Thedor sei „dichterisch befähigt" und habe die Wesenszüge seines Vetters Peter Schäfer erfaßt und ans Licht gezogen:

„Langjähriger vertrauter Umgang mit Peter gab ihm Einblicke in die seelische Verfassung dieses *Stiefkind des Glückes*, die uns sehr nahe gehen. Sind wir denn blind gewesen? – Haben wir nicht bemerkt, daß dieses unvergeßliche Original keine bloße Witzfigur war, haben wir nie geahnt, daß auch dieser ewig grinsende Gnom eine empfindsame Seele besaß, daß hinter all seinen Possen und skurrilen Einfällen ein fühlendes Herz schlug, das wie wir Verlangen trug nach menschlicher Wärme, Liebe und Zärtlichkeit?"

Und so wird der behinderte Peter Schäfer posthum in einer Mischung aus Mitleid, schlechtem Gewissen, reiner Unkenntnis, konsequenter Ignoranz, stilisierter Mundart und bemühter Traditionspflege zum Mannheimer Original hoch geschrieben. Auch und gerade von der Mannheimer Lokalpresse, die sich des merkwürdigen Originals beizeiten annahm. Und selbst Karl Buck, der es eigentlich hätte besser wissen müssen, schlüpfte in seine alte Rolle und brachte 1954 noch einmal den „Mannemer Blumepeter" auf die Fasnachtsbühne. So weit, die letzten Jahre des realen Blumepeter in der Wieslocher Psychiatrie völlig zu verharmlosen und mit Anstalts-Witzen abzumildern, ging allerdings kein anderer als der 1976 verstorbene Adolf Blösch alias Adam Schölb. Aus seinen Witzsammlungen unter der Rubrik „Peter in Wiesloch" diese typische Kostprobe:

„Ein Arzt beobachtet Peter im Garten, wie er dauernd auf einen Apfelbaum klettert und sich ins Gras herunterplumpsen läßt. Rauf – runter, rauf – runter, Peter sieht schon ganz zerknautscht aus. Erschrokken eilt der Anstaltsarzt zu ihm hin: Was machen Sie denn da? – *Ha sehe Se des net?*, schnauft Peter ganz außer Atem, *isch schbiel doch Fallobst.*"

Zur Erinnerung: Am 29. Februar 1940, dreieinhalb Monate vor Peter Schäfers Ableben, war der erste Transport von Wieslocher Patienten in der Mordanstalt Grafeneck eingetroffen. Die von eigens angeworbenen Gutachtern aufgrund einfacher Meldebögen selektierten Patienten wurden am Morgen von den Omnibussen der „Gemeinnützigen Krankentransportgesellschaft" in der Wieslocher Psychiatrie abgeholt, am Abend waren die Opfer der T4-Aktionen bereits ermordet und ihre Leichen im Krematorium. Die Angehörigen erhielten standardisierte Trostbriefe, in denen Mitleid geheuchelt und die Übersendung der Urne mit der Asche des angeblich überraschend Dahingeschiedenen angeboten wurde. Bis zur Schließung von Grafeneck im Dezember 1940 wurden dort 409 Männer und 324 Frauen aus der Anstalt Wiesloch ermordet.

Direktor Dr. Wilhelm Möckel kommentierte in einem Geheimbrief vom 14. August 1940, daß es sich bei den per Meldebögen selektierten Opfern um „weitgehend verblödete und teilweise recht störende Patienten“ handele. War es wirklich nur der Zufall, daß besagte „Herzschwäche“ Peter Schäfer die Ermordung in Grafeneck erspart hat? Wäre der Blumepeter als eindeutig identifizierbares NS-Euthanasieopfer zu einem vergleichbar außergewöhnlichen Nachruhm gekommen?

Dr. Hans Dieter Middelhoff, bis 1997 ärztlicher Direktor der Wieslocher Anstalt, ging zwar davon aus, daß Peter Schäfer kein Opfer des NS-Euthanasieprogramms geworden sei, zeigte sich gleichwohl alles andere als erfreut über die verklärenden Blumepeter-Witze:

„Dieser Nachruhm von Peter Schäfer als Blumepeter wirft ein schiefes Licht auf die Behinderten. Viele machten sich lustig über ihn, machten ihn zur Karikatur. Wenn Behinderte mit ihren existenziellen Leiden nur in diese Schublade getan werden, dann ist dies schon sehr tragisch. Also so uneingeschränkt zu befürworten ist ein solcher Nachruhm nicht.“

Was ist dem Blumepeter Peter Schäfer in der Wieslocher Anstalt wirklich widerfahren? Diese Leerstelle in seiner Biografie dürfte zur Verklärung seiner Person wesentlich beigetragen haben. Irgendwie scheint in Mannheim und Umgebung das Gefühl geherrscht zu haben, in Sachen Peter Schäfer noch etwas gutmachen zu müssen. Vielleicht wäre dieses ebenso merkwürdige wie bemerkenswerte Gedenken an den Blumepeter als typischer Verkörperung von Mannheimer Witz und Schlagfertigkeit ganz und gar anders ausgefallen, wenn nicht auch und gerade in der Wieslocher Anstalt über die Greuel und Verbrechen während der NS-Vergangenheit ein Mantel des Schweigens und Verdrängens gedeckt worden wäre. Denn schließlich wurde der Anstaltsbetrieb nach Kriegsende mit Ärzten und Pflegepersonal aufrechterhalten, die von den Geschehnissen zu Zeiten der Nazi-Psychiatrie wußten, wenn nicht sogar selbst daran beteiligt waren, gleichwohl aber allesamt unbehelligt von Justiz und Öffentlichkeit blieben.

Zeitzeuge Alois Goehler hat am 8. Dezember 1954 mit 26 Jahren eine Tätigkeit als eine Art Sachbearbeiter in der damaligen Heil- und Pflegeanstalt Wiesloch aufgenommen. Fast all seine anderen Kolleginnen und Kollegen waren schon vor 1945 an ihren angestammten Arbeitsplätzen tätig. Und die Mentalität ist denn auch entsprechend gewesen, erinnert sich Alois Goehler:

„Das schlechte Gewissen kam erst viel später – es war beschämend, wie lange man mit den Patienten verfahren ist, so wie Soldaten geschliffen wurden, so wurde mit den Leuten umgegangen. Die dafür Verantwortlichen sind nach 1945 alle unter den 131er Paragrafen gefallen, die waren ja alle nicht verantwortlich, waren wie Soldaten im Krieg. Kamen ungeschoren davon. Nicht selten gab es denn über Pflegefälle auch Sprüche wie, *den hätt' man auch vergasen können*, ich habe sowas selber angezeigt, wegen dieser Sätze und manch übler Schlägereien. Erst als diese Typen ausgemustert waren, so in den sechziger Jahren, als dann auch junge Ärzte kamen, die den alten Schrott beseitigt haben, konnte man in Wiesloch wirklich neu anfangen. Da gab es für die Patienten dann endlich auch freien Ausgang auf unserem Riesengelände, die Leute kann man doch nicht einfach verwahren und ruhig stellen."

Selbst Direktor Dr. Wilhelm Möckel war nach 1945 noch eine Zeitlang Leiter der Wieslocher Anstalt und schied erst aus gesundheitlichen Gründen aus, erinnert sich Alois Goehler:

„Möckel war zwar Nazi, aber man konnte ihm nicht die Verlegung der Wieslocher Patienten in die Todesanstalt von Grafeneck nachweisen. Da war er zu clever, hat ja nur Befehle von oben ausgeführt. Hieß es. Und in Wiesloch selbst ist wohl auch niemand durch Euthanasie verstorben, bestätigten mir selbst auch Jahre später die Oberinnen, wirklich gewissenhafte Mitarbeiterinnen, also man kann dem Krankenhaus in keiner Weise nachweisen, daß ein Patient vorsätzlich in Wiesloch zu Tode kam – es gibt keinen Nachweis. Das war bei Möckel auch gleich nach Kriegsende so, vor einer Untersuchungskommission der Amerikaner. In dem Gremium saß ein ehemaliger Wieslocher Patient drin, ein hoch intelligenter, aber sehr schwieriger Mann, der von seiner Familie noch rechtzeitig vor den T4-Transporten aus der Anstalt nach Hause geholt worden ist. Der also wollte den Direktor unbedingt verurteilt wissen. Aber schon da hat es Möckel geschafft, die Amerikaner von seiner Unschuld zu überzeugen und den besagten Patienten als hochgradigen Psychopathen darzustellen. Was bei dem Mann allerdings dann wohl auch tatsächlich der Fall gewesen war. Leichtes Spiel also. Möckel hat sein Entnazifizierungsverfahren unbeschadet überstanden. Er ist aber relativ bald, wohl Anfang der fünfziger Jahre im Ruhestand gestorben."

Alois Goehler bestätigt auch das große Schweigen, das in den fünfziger und sechziger Jahren herrschte, wenn er gegenüber lang gedienten Pflegern und Ärzten auf die sogenannten Patientenverlegungen, also die T4-Transporte zu sprechen kommen wollte. Bis zu unserem Gespräch war Herrn Goehler nicht bewußt, daß auch sein Förderer in der Anstalt, Dr. Schindlmayr, bereits vor 1945 in Wiesloch tätig gewesen ist, und zwar seit 1936 als Assistenzarzt, der damals auch mindestens zwei der fünf Fotos in Peter Schäfers Patientenakte aufgenommen hat. Gleich zu Beginn des Zweiten Weltkrieges ist Dr. Schindlmayr zur Wehrmacht eingezogen worden und kehrte wohl erst nach Kriegsende wieder als Arzt in die Wieslocher Anstalt zurück. War also allem Anschein nach nicht in die T4-Aktionen verwickelt. Alois Goehler staunt allerdings schon etwas darüber, daß ihm Dr. Schindlmayr nie etwas von seiner Zeit in Wiesloch vor dem Zweiten Weltkrieg erwähnt hat. Geschweige denn, daß er als Assistenzarzt auch für den Patienten Peter Schäfer zuständig gewesen ist.

Die verschwundenen Patientenakten

Das beredte Schweigen so mancher Mitarbeiter der Wieslocher Anstalt in den Jahren nach 1945 hat sich sogar in der Krankenakte Peter Schäfers manifestiert. Da gibt es denn in der Tat noch manche Merkwürdigkeit zu entdecken.

Hans Roden, „Bildberichterstatter, Lizenz WB 186, Mannheim, Grünewaldstr. 12“, interessiert sich nach Kriegsende relativ rasch für das Schicksal des Blumepeter. Am 22. Februar 1947 schreibt Roden:

„An die Leitung der Heil- und Pflegeanstalt Weinheim. Als freier Journalist wende ich mich an Sie mit der Bitte um Auskunft in folgender Angelegenheit: Für eine heimatgeschichtliche Arbeit benötige ich Unterlagen über das Leben und den Tod des bekannten Mannheimer Originals *Blumenpeter*, der wie ich hörte in der dortigen Anstalt gestorben sein soll. Ich wäre Ihnen daher zu Dank verbunden, wenn Sie mir folgende Angaben über den Genannten machen könnten: 1) Tatsächlicher Vor- und Zuname des sonst nur unter *Blumenpeter* bekannten. 2) Anschrift heute noch in Mannheim lebender Verwandter. 3) Datum des Todestages und Ort der Beisetzung. 4) Verfügen Sie über ein Lichtbild des Betreffenden? 5) Sonstige Angaben, die Ihnen zu diesem Thema zu machen möglich sind. Ich wäre Ihnen für eine freundliche Unterstützung meiner Arbeit, die das Leben des Mannheimer Originals schildern soll, sehr zu Dank verbunden und bitte um eine möglichst baldige Rückäußerung. Hochachtungsvoll Hans Roden.“

Die Direktion der Weinheimer Anstalt hat kein Problem, die Anfrage zu beantworten, fünf Tage später, am 27. Februar 1947 wird das folgende Antwortschreiben aufgesetzt:

„Peter Schäfer, genannt Blumenpeter, geb. am 5. April 1875 in Plankstadt, zuletzt wohnhaft in Mannheim, S 6.8, befand sich vom 16. Dezember 1919 bis 19. November 1929 als Pflegling in unserem Hause. An letztgenanntem Tage wurde er nach der Heil- und Pflegeanstalt Wiesloch verlegt und soll u[nseres] W[issens] auch dort gestorben sein. Näheres werden Sie von dort erfahren können. Wie aus den Akten ersichtlich, hatte der Genannte folgende Angehörige: Familie Franz Mai, Mannheim, Schwetzingerstrasse 160, und Familie Ludwig Metzger, Mannheim, G 3.15. Der Verwandtschaftsgrad ist uns unbekannt.“

Mit „hochachtungsvollen“ Grüßen schließt das Schreiben vom 27. Februar 1947 an Hans Roden. Vielleicht hat er den Brief aus Weinheim schon erhalten, vielleicht ist das Schriftstück aber noch auf dem Postweg und Roden hat von anderer Seite bereits einen Hinweis auf Blumepeters tatsächlichen Namen und die Zeit in Wiesloch erhalten. Jedenfalls verfaßt der Mannheimer Journalist tags darauf, am 28. Februar 1947, eine Anfrage an die Direktion der Heil- und Pflegeanstalt Wiesloch, das Schicksal des Blumepeter betreffend, um eine „Abhandlung über das Mannheimer Original" schreiben zu können:

„1) In welcher Zeit war der Genannte dort in der Anstalt untergebracht? 2) Könnten Sie mir leihweise ein Bild Schäfers überlassen? 3) Wo ist Schäfer begraben? 4) Welche Angaben über das Leben des Genannten könnten Sie mir sonst noch machen?"

Keine anspruchsvollen Fragen, noch dazu keine, die Peter Schäfer irgendwie in direkten Bezug zum Thema Euthanasie und der Rolle der Wieslocher Anstaltsleitung bringen. Und dennoch antwortet bereits vier Tage später, am 4. März 1947, laut internem Vermerk also bereits einen Tag nach Eingang des Briefes, Professor Dr. Gregor:

„Die ärztliche Schweigepflicht verbietet uns leider ihren Wünschen bezüglich Peter Schäfer zu entsprechen."

Reporter Roden gibt nicht nach und schaltet das Wieslocher Standesamt ein, das sich dann wegen der Grabstätte Peter Schäfers noch einmal an die Anstaltsdirektion wendet, worauf dann dem Mannheimer Journalisten am 19. März 1947 lakonisch mitgeteilt wird:

„Peter Schäfer ist im Grab Nummer 1197 auf dem Anstaltsfriedhof beigesetzt."

Auch innerhalb der Anstalt, die etwas später in „Psychiatrisches Landeskrankenhaus Wiesloch" umbenannt wird, findet sich bald ein jüngerer Arzt, den das Schicksal des „Blumepeter" interessiert, Dr. Herbert Viefhues. Anfang der fünfziger Jahre hat er in Wiesloch eine Anstellung gefunden und eine Dienstwohnung auf dem Anstaltsgelände bezogen. Am 18. Juni 1954, auf den Tag genau 14 Jahre nach der Beisetzung Peter Schäfers, schreibt Dr. Viefhues an die Direktion der Kreispflegeanstalt Weinheim:

„Wir bitten um kurzfristige Übersendung der dort entstandenen Akte über Ihren ehemaligen Pflegling Peter Schäfer, geboren am 5. April 1875, aus Mannheim/Plankstadt. Es wäre uns besonders wertvoll, aus diesen zu entnehmen, welche genauen Umstände am 6. Dezember 1919 zu seiner Einweisung geführt haben."

Dr. Viefhues erhält die Weinheimer Krankenakten des Blumepeter anstandslos mit Begleitschreiben des dortigen Medizinalrates Dr. Bock vom 23. Juni 1954. Was will der junge Anstaltsarzt mit den Akten aus Weinheim? Auch die Wieslocher Patientenakten Peter Schäfers hat sich Dr. Viefhues zu diesem Zeitpunkt aushändigen lassen. Weshalb dieses plötzliche Interesse an Blumepeter?

Alois Goehler hat Dr. Herbert Viefhues persönlich erlebt und schildert ihn als Arzt mit neuen, fortschrittlichen Ideen, der aber bei den altgedienten Kollegen nicht durchgedrungen sei und auch stets kritisch beäugt wurde: „Auf alle Fälle waren die Patientenakten des Blumepeter dann jahrelang verschwunden", erinnert sich Alois Goehler. „Ich hatte von 1956 bis 1964 den Auftrag, alle Krankenakten für statistische Zwecke zu erfassen, das waren über 1850 Exemplare. Aber die Akte von Peter Schäfer ist mir nie untergekommen. Ich hätte sie gerne gesehen. Die Akte war zuvor bei Anstaltsdirektor Dr. Hoffmann-Steubner, dann hatte sie Dr. Viefhues. Und als sie dann endlich wieder aufgetaucht ist, durfte ich sie nicht einsehen, weil der neue Verwaltungsdirektor mir andere Aufgaben zuwies."

Tatsächlich bleiben die Patientenakten des Blumepeter seit dem Sommer des Jahres 1954 neun Jahre lang wie vom Erdboden verschwunden. Mehrfach scheint Dr. Viefhues nach dem Verbleib der Akten gefragt worden zu sein. Ohne Resultat. Obendrein scheint das betriebliche Klima zwischen dem jungen Arzt und seinen Vorgesetzten nicht unproblematisch gewesen zu sein. „Dr. Viefhues kam nicht mit Direktor Hoffmann-Steubner zurecht und mußte gehen", erinnert sich Zeitzeuge Alois Goehler an die damaligen Vorgänge. Dr. Viefhues tritt tatsächlich eine neue Stelle in Andernach an und wird bald danach Leiter des Amtes für die Krankenanstalten der Stadt Köln. Doch die Original-Krankenakten Peter Schäfers aus Weinheim und Wiesloch tauchen nicht wieder auf.

Am 17. April 1962 schreibt Dr. Schindlmayr, der stellvertretende Direktor der Wieslocher Anstalt, einen aufgeregten Brief an den mittlerweile in Köln lebenden Kollegen Dr. Viefhues und verlangt darin die sofortige Herausgabe der Krankenakten des Blumepeter wegen einer angeblich wichtigen Anfrage der Stadt Mannheim und mehrfach von ärztlicher Seite gewünschtem Einblick. Aus Köln kommt jedoch keine Antwort, jedenfalls läßt sich Dr. Schindlmayr den Vorgang am 2. Mai 1962 und am 16. August 1962 noch zwei weitere Male zur Wiedervorlage bringen und droht schließlich sogar mit juristischen Mitteln, ehe Dr. Viefhues dem altgedienten Wieslocher Kollegen am 7. September 1962 endlich antwortet:

„Lieber Herr Schindlmayr! Auf Ihre Anfragen betreffend die Unterlagen des Peter Schäfer, genannt Blumenpeter, möchte ich Ihnen mitteilen, daß ich schon wiederholt erklärt habe, daß sich diese Unterlagen nicht in meinem Besitz befinden. Ich habe sie zwar seinerzeit entliehen, Auszüge aus ihnen gemacht und längere Zeit in den Diensträumen der Außenfürsorge gehabt, weil ich etwas über den Blumenpeter schreiben wollte. Ich bin dann aber wegen der Spärlichkeit der Unterlagen davon abgekommen. In meinem Besitz befinden sich diese – es handelt sich nicht um eine Krankengeschichte, sondern um die sogenannte Verwaltungsakte – jedenfalls nicht. Das war ja gerade der Grund, weshalb die Sache so wenig ergiebig war, weil eine Krankengeschichte schon damals, also in den Jahren 1957/58, nicht mehr auffindbar war. Ich bedauere in dieser Angelegenheit weiter nichts mehr sagen zu können."

War die „Krankengeschichte" möglicherweise deswegen „nicht mehr auffindbar", weil Peter Schäfers Patientenakten schon damals, bei der Entleihe durch Dr. Viefhues, nicht vollständig gewesen sind? Ist also das, was uns zwischen den beiden dünnen Aktenfaszikeln aus Wiesloch und dem ebenso schmalen Aktenbestand aus Weinheim überliefert und heute für Forschungs- und Publikationszwecke zugänglich ist, wirklich der vollständige Inhalt? Oder wurde nicht doch lange zuvor etwas entnommen und der Nachwelt vorenthalten?

Dr. Schindlmayr hat sich damals mit der Antwort von Dr. Viefhues nicht zufrieden gegeben. Befürchtete er, daß aus der Blumepeter-Krankenakte etwas in die falschen Hände, gar an die neugierige Öffentlichkeit geraten sein könnte? Oder hat der jüngere Kollege Dr. Viefhues tatsächlich etwas verschwinden lassen? Am 4. Dezember 1962 richtet Sandmüller eine briefliche Anfrage an die Außenfürsorge der Wieslocher Psychiatrie, also an die Stelle, wo Dr. Viefhues früher tätig gewesen war. Doch auch dort finden sich keine Blumepeter-Akten. Dennoch gibt Dr. Schindlmayr nicht auf – und wird ein halbes Jahr später in der Wieslocher Abteilung FH 3 doch noch fündig:

„Aktennotiz vom 20. Juni 1963. In Gegenwart der [...] Oberpflegerin [...] wurden heute die dort hinterlassenen Papiere des Dr. Viefhues [...] oberflächlich gesichtet und dabei Krankengeschichte und Akten über den Blumenpeter gefunden. Die Äußerungen des Dr. Viefhues treffen also, wie schon immer vermutet, nicht zu. Die Krankengeschichte wird wieder dem Archiv einverleibt."

Tags darauf wird die „wieder zum Vorschein gekommene Krankengeschichte über den Blumenpeter [...] zur Ablage in das [Wieslocher] Krankenblattarchiv gegeben". Zugleich wird von Oberregierungsmedizinalrat Dr. Schindlmayr ebenfalls noch am 21. Juni 1963 die Rücksendung der vor neun [!] Jahren aus Weinheim eingegangenen Akten Peter Schäfers formlos und ohne Anrede vermerkt:

„In der Anlage geben wir die bald nach Eingang hier in Verstoß geratenen, inzwischen wieder zum Vorschein gekommenen Akten über Peter Schäfer (Blumenpeter), geb. 5.4.1875 in Plankstadt mit Dank zurück."

Und fügt gleich im nächsten Satz ausdrücklich und ohne jedwede abschließende Grußformel hinzu:

„Der Kranke ist am 15.6.1940 im hiesigen Krankenhaus an Herzschwäche gestorben. Der Verstorbene ist auf unserem Friedhof beigesetzt."

Bleibt also die Frage, ob die Krankenunterlagen des Blumepeter tatsächlich komplett erhalten sind, und nicht – von welcher Seite auch immer – etwas beiseite geschafft worden ist. Hatte Dr. Schindlmayr gar die Befürchtung, es hätte sich noch etwas Belastendes in den Krankenakten befinden können? War man sich damals in der Leitung der Wieslocher Anstalt vielleicht gar nicht mehr so sicher, ob Peter Schäfer nicht doch auf unnatürliche Weise ums Leben gekommen sein könnte? Fürchtete man etwas, was nicht an die Öffentlichkeit dringen durfte?

„Dr. Schindlmayr war sehr korrekt", betont Alois Goehler, „und er war in der fraglichen Zeit, also 1940, im Krieg und nicht mehr als Arzt in der Anstalt. War nach dem Krieg kurze Zeit beurlaubt und wurde drei, vier Monate später wieder eingestellt, hatte als Oberarzt dann ab 1948/49 die Leitung der Männerseite. Wir hatten immer guten Kontakt zueinander, er hat mich sehr gefördert. Aber wir haben in all den Jahren nie über die Zeit vor dem Krieg oder über den Blumepeter gesprochen."

Auch Gerhard Wagner, früher Pressesprecher und Personalrat der Wieslocher Anstalt, die heute unter dem Namen „Psychiatrisches Zentrum Nordbaden" firmiert, hält es für ausgeschlossen, daß Dr. Schindlmayr irgendetwas in dieser Angelegenheit vorzuwerfen wäre:

„Ich kannte ihn noch persönlich, es war ein sehr genauer, geradezu penibler Mensch, der sich wohl entsprechend sorgfältig um den Bestand der Krankenakten kümmerte. Immerhin war er stellvertretender Ärztlicher Direktor. Von irgendwelchen Verstrickungen zu Zeiten der NS-Diktatur ist nichts bekannt. Peter Schäfer zählte zu den Patienten von Dr. Schindlmayr, mindestens zwei der Blumepeter-Fotos aus der Wieslocher Krankenakte wurden von ihm aufgenommen."

Auf dem Weg zur Legende

Ein halbes Jahr nach dem Wiederauftauchen der Blumepeter-Akten berichtet Dieter Preuss für die *Schwetzinger Zeitung* am 13. Dezember 1963 anläßlich der Veröffentlichung von Adolf Blöschs alias Adam Schölbs „Großen Blumepeter-Buches" über das Leben Peter Schäfers und zitiert dabei ein Gespräch mit dem Wieslocher Oberarzt Dr. Schindlmayr, der sich noch aus eigenem Erleben an den Blumepeter erinnert:

„Ein armer, kranker Patient. Die Krankengeschichte kann ich natürlich nicht mit Ihnen erörtern. [...] Im Zwangsverfahren kam der Peter Schäfer nicht hierher, wir haben da lediglich eine Statthafterklärung der Kreispflege Weinheim bei den Akten. [...] In den letzten Jahren seines Lebens hat der arme Kerl Roßhaar gezupft. Das ist so ziemlich die primitivste Arbeit in einer Heil- und Pflegeanstalt. Nach allem, was ich von Peter Schäfer weiß, möchte ich aber bezweifeln, daß der Patient jemals in seinem Leben einen Witz geboren hat."

In Mannheim kennt man nicht den Inhalt der Patientenakten, aber die von Presse und Buchveröffentlichungen beförderte Popularisierung des Blumepeter zwingt dazu, sich mit Peter Schäfers Grab auf dem Wieslocher Anstaltsfriedhof zu befassen. Das soll nämlich nach 20 Jahren geräumt werden. Die Stadt Mannheim reagiert Ende Dezember und bittet um Aufschub, ehe am 17. Mai 1961 Bürgermeister Graf der Direktion der Wieslocher Heil- und Pflegeanstalt schreiben kann:

„Im Nachgang zum dortigen Schreiben vom 27.12.1960 teilen wir mit, daß der Gemeinderat inzwischen genehmigt hat, die freiwillige Übernahme der Verschonungsgebühr durch die Stadt Mannheim zu übernehmen. Wir beantragen daher die Verschonung des Reihengrabes entsprechend Ihrem Schreiben vom 8.12.1960 bis zum Juni 1980. Den Gebührenbescheid über 50 DM bitten wir, dem Garten- und Friedhofsamt der Stadt Mannheim zu übersenden, das Durchschlag dieses Schreibens erhalten hat. Wir dürfen Ihnen den Wunsch des gemeinderätlichen Friedhofsausschusses übermitteln, daß die Anstalt das Grab in der dort üblichen Weise weiterpflegt. Sollte dies zu Einwendungen führen, so bitten wir, uns zu gegebener Zeit zu unterrichten. Für Ihre Bemühungen sagen wir unseren verbindlichsten Dank und sind zu Gegendiensten gerne bereit."

Das Blumepeter-Grab auf dem Wieslocher Anstaltsfriedhof ist auch über das Jahr 1980 hinaus erhalten geblieben. Die Stadt Mannheim zahlt inzwischen nichts mehr für die Grabpflege, bestätigte uns Susann Roßberg, die Pressesprecherin des „Psychiatrischen Zentrums Nordbaden". Die Wieslocher Anstalt erhält für ihren Friedhof und die weit über hundert Gräber eine jährliche Unterstützung des Staatlichen Liegenschaftsamtes in Höhe von zuletzt 6 000 Euro. Davon muß der gesamte Friedhof er- bzw. unterhalten werden. „Auch kümmern sich immer wieder die beiden Seelsorger des PZN mit ihren Kirchen um die Gräber", schrieb mir Susann Roßberg: „ein Blümchen hier, eins da. Ja, ist schon irgendwie traurig. Aber aus Mannheim kommt nichts mehr."

Der ungeahnte Nachruhm hat es auch möglich gemacht, daß das Generallandesarchiv Karlsruhe, die sonst übliche Sperrung von Patientenakten im Fall von Peter Schäfer vorzeitig aufgehoben hat. Die beiden dünnen Aktenfaszikel stehen seit den neunziger Jahren zu uneingeschränkter Ansicht zur Verfügung, denn unser Blumepeter gilt inzwischen als Person der Zeitgeschichte. Und Peter Schäfers Grab auf dem kleinen Anstaltsfriedhof in Wiesloch ist nach wie vor ein Ort des stillen Gedenkens geblieben, kommentiert heute Dr. Rolf-Dieter Splitthoff:

„Der Blumenpeter ist eine Legende in der Region und wir sehen das immer wieder bei Besuchergruppen, die Interesse haben, nachdem sie vielleicht sogar erstmals erfahren haben, daß der Blumepeter, das *Mannheimer und kurpfälzer Original* hier auf dem Anstaltsfriedhof begraben ist, dann auch tatsächlich hier hinzukommen und zu sehen, wo er begraben liegt. Und von daher ist auch zu erklären, daß Blumen hier abgelegt und immer wieder erneuert werden."

Und sein Kollege und Vorgänger als ärztlicher Direktor im Psychiatrischen Landeskrankenhaus Wiesloch, Dr. Hans Dieter Middelhoff, ergänzte in einem Interview:

„Peter Schäfers Grab ist ein Grab von vielen, allerdings durch ein eigenes Namensschild *Blumenpeter* deutlich gekennzeichnet. Es kommen immer wieder Besucher, die danach fragen. Das Grab wird von der Stadt Mannheim bzw. von der Mannheimer Karnevalsgesellschaft *Feuerio* gepflegt. *Feuerio*-Mitglieder haben früher in der Wieslocher Anstalt sogar für unsere Patienten Fasnachtssitzungen veranstaltet, legen auch noch Blumengebinde am Grab des Blumepeter nieder und hielten dort auch manchmal Gedenkreden."

Alois Goehler hat die bemerkenswerten *Feuerio*-Sitzungen in der Wieslocher Psychiatrie selbst miterlebt:

„Die erste dieser ehedem sehr beliebten Veranstaltungen fand in der Fasnachtskampagne 1976 statt, da waren die Therapiehallen 1 und 2 gerade fertig geworden. Und unser Psychologe Dr. Friedmann hatte einen Bruder, der Präsident beim Mannheimer *Feuerio* war. So kamen die Fasnachter zu uns. Die Narren bei den Irren, hieß es damals. Aber unsere 600 Patienten waren glücklich. Und der absolute Höhepunkt war der Auftritt von Dr. Friedmann, ich darf zitieren: *Isch dir Dein Gehirn verbooge, muscht Du den Psychologe frooge*! Aber diese Gastspiele in der Anstalt sind dann auch bald wieder eingeschlafen."

Die Mannheimer Fasnachter vom Karnevalsverein *Feuerio* gedenken noch bis heute auch auf andere Art und Weise des merkwürdigen Mannheimer Originals: Als im Sommer 1967 das vom *Mannheimer Morgen* gestiftete und von Gerd Dehoff kreierte Blumepeter-Bronzedenkmal aufgestellt worden war, starteten die Fasnachter noch im Oktober desselben Jahres ihr „Blumepeterfest" zugunsten der vom *Mannheimer Morgen* initiierten Aktion „Wir wollen helfen". Mit dem Standortwechsel des Blumepeter-Denkmals vom Gockelsmarkt auf die Kapuziner-Planken zog auch der Schauplatz des „Blumepeter-Festes" weiter. Am Ende schließlich auch ohne Denkmal, inzwischen wird am Mannheimer Wasserturm in Sachen Blumepeter einmal im Jahr gefeiert. Der Erlös des Festes liegt alljährlich bei einigen zehntausend Euro. Der Blumepeter sei ja auch ein bedürftiger Mensch gewesen und genau deshalb gelte es auch heute nach wie vor mit Hilfe des „Blumepeterfestes" bedürftigen Menschen zu helfen, heißt es.

Ein Denkmal für Blumepeter

Das Blumepeter-Denkmal samt dazugehörigem Brunnen – von dessen einstiger Funktion auf dem heutigen Standort auf den Kapuzinerplanken nichts mehr zu erahnen ist – stand also ursprünglich auf dem Mannheimer Gockelsmarkt im Quadrat N 4. Der *Mannheimer Morgen* hatte das Ensemble anläßlich seines 20jährigen Bestehens der Stadt Mannheim geschenkt. Es könne nicht schaden, begründete damals der Herausgeber Dr. Karl Ackermann die ungewöhnliche Stiftung, wenn der eine oder andere vermögende Einwohner etwas Schmuck und Farbe in die Eintönigkeit der Quadrate bringen würde.

Am 5. Juli 1967 wurde das Blumepeter-Denkmal eröffnet und der damalige *SDR* berichtete in seinem Fernsehlandesmagazin *Abendschau* ausführlich über das Ereignis. Der hier vollständig und unverändert abgedruckte Text des siebenminütigen Filmberichtes faßt gut den Stand des damaligen Wissens, Wissenkönnens oder Wissenwollens zusammen:

„Tusch für einen neuen Farbtupfer in Mannheims Innenstadt. Die Stadt der Quadrate ist seit heute um eine liebenswürdige Attraktion reicher. Der Blumenpeterbrunnen wurde dem Oberbürgermeister offiziell übergeben. Was die Stifter mit dem Geschenk beabsichtigten, formulierte der Herausgeber des *Mannheimer Morgens*, Dr. Karl Ackermann, so:

Wir versuchten, auf die einfachste Weise zu erfassen, was man das Wesen der Landschaft oder das Wesen des Mannheimers nennen könnte. Und in diesem Sinne dachten wir, daß es schön wäre, wenn wir dieser Wesensart eben den Ausdruck mit dem Wesen des pfälzischen Volkshumors erfassen könnten.

Auch Oberbürgermeister Dr. Reschke, angesichts der Ebbe im Stadtsäckel besonders froh über großzügige Bürgerinitiative, huldigte dem Blumenpeter:

So haben wir ihn nun, unsern Blumenpeter. Ich habe mich immer nach einer solchen Art Denkmal gesehnt, das nicht nur so den ganz großen Heroen, die einmal durch Mannheim gegangen sind und im Allgemeinen dann Mannheim wieder verlassen haben, ehe sie ganz groß wurden, gewidmet ist, sondern einem solchen, aus dem täglichen Leben Mannheims gegriffenen Menschen, der mit dem Täglichen, dem Alltäglichsten so verwoben ist, wie es der Blumenpeter war.

Mit ihrem Oberbürgermeister freuten sich die Mannheimer über das Werk des Bildhauers Gerd Dehoff, dessen Vorbild die Volksbrunnen von München waren. Mit den Mannheimern haben alle Kurpfälzer Grund zur Freude. Denn diese Stiftung ist weniger dem legendären Blumenverkäufer Peter Schäfer, dem Helden [sic!!!] unzähliger Witze gewidmet, als vielmehr den Bürgern und ihrem Humor, kurzum: dem pfälzer Mutterwitz. Monumente hat Mannheim schon genug, sie verleihen unvergängliche Pracht dem Vater der Automobile, dem Dichterfürsten sowie Landesvätern und –müttern. Steingewordenes Heroentum. Im Gegensatz zu diesen allegorischen Verherrlichungen von Geschichts- und Geistesgrößen ist das moderne und dennoch schlichte Werk eher ein demokratisches Denkmal. Nicht nur, weil es den Namen eines simplen Blumenverkäufers trägt, sondern weil es einem Stiefkind des Geschicks posthum Gnade widerfahren läßt. Jetzt sind es nicht mehr nur unzählige Schwänke, in denen Blumenpeter weiterlebt. Er hat auch zwischen den Häusern der Rhein-Neckar-Stadt einen Ehrenplatz gefunden. Alle in und um Mannheim kennen die Geschichten von dem kleinen Original, das längst Legende wurde. Viele bezweifeln deshalb, daß es den Witzbold wirklich gegeben hatte. Doch diese Frage ist geklärt. Johann Peter Schäfer war ein Blumenverkäufer wie dieser [Anmerkung: Der Verkäufer, der im Film gezeigt wird, ist allerdings normalwüchsig und nicht geistig behindert]. In den ersten beiden Jahrzehnten dieses Jahrhunderts zog auch er mit seinem Blumenkörbchen durch die Stadt. Mit der keineswegs immer freundlichen Aufforderung: *Kaaf ma ebbes ab!,* näselte und nassauerte er sich durch Mannheim und seine zahlreichen Gaststätten. Er gehörte so sehr zum Leben dieser Stadt, daß selbst Chronisten heute seine Wiege in die Quadrate verlegen, obwohl Johann Peter Schäfer in dieser Gasse in Plankstadt bei Schwetzingen geboren wurde, am 6. April 1875 – sein Geburtshaus wird zur Zeit umgebaut.

Eine Drüsenkrankheit ließ den historischen Blumenpeter Gnom bleiben, ein Asthmaleiden entstellte seine Sprache, seine Gebrechen entbanden ihn von der Schulpflicht. Peter Schäfer hat nie einen Lehrer geärgert. Dennoch: Heute erzählt man sich unzählige Witze vom Blumenpeter als Knilch in der letzten Bank. Die Geistesblitze, die man dem kleinen Blumenmännchen [sic!!!] angedichtet hat, sind aber Beweis dafür, daß Volkes Stimme auch einen, der arm im Geiste ist, auf ein Podest heben kann. Peter Schäfers Schicksal war trostloser als die Geschichten, in denen er weiterlebt. Sein Traum, Athlet zu werden, hat sich nie erfüllt. 1920 wurde er in ein Pflegeheim in Weinheim eingewiesen, 1929 wurde die Heil- und Pflegeanstalt Wiesloch sein letztes Domizil. 1940 endete hier ein Leben, in das nachträglich Witz und Schlagfertigkeit der Pfälzer hineinprojiziert wurden. Bücher mit Blumenpeter-Geschichten sind zu regionalen Bestsellern geworden. Für die *Abendschau* erzählt der Wahl- und Ehren-Mannheimer Joseph Offenbach zwei dieser Geschichten, mögen sie nun authentisch sein oder nicht, sie sind auf jeden Fall Zeugnis dafür, daß Peter Schäfer zum Till Eulenspiegel [sic!!!] der Kurpfalz wurde:

Als der Zirkus Sarrasani wieder mal in Mannheim gastierte, da war Blumenpeter natürlich da mit seinem Ständchen, seinem Körbchen, nich, in der

Nähe des Eingangs, hat sehr gute Geschäfte gemacht, einer ging an ihm vorbei, der wollte ihn ein bißchen auf den Arm nehmen, war nicht aus Mannheim, der sachte: Na, sag mal, Kleiner, wie ist das eigentlich, ist da nicht gerade 'nen Wagen mit Affen vorbeigefahren? – Kontert gut, unser Blumenpeter: Ach so, gell do bisch du runnergeborzelt.

Blumenpeter mußte nach Heidelberg, betritt ganz aus Versehen den Schnellzug, mein Gott, was tun? Fahrkartenkontrolle. Schaffner kommt und sagt: Sie haben ja gar keinen Zuschlag. Sie müssen sofort 'ne Zuschlagkarte für'n Schnellzug lösen. Blumenpeter antwortet: Des tät Ihne so basse. Sage se ihrm Lokomotivführer nur er soll langsam fahre, mir pressierts nedd."

Lassen wir die Umschreibungen für das Wirken unseres Blumepeters in dem Fernsehbericht für die *SDR-Abendschau* noch einmal genußvoll Revue passieren: Vom „Stiefkind des Geschicks" über das „Blumenmännchen" zum „Till Eulenspiegel der Kurpfalz" – weit hat es Peter Schäfer anno 1967 gebracht. 27 Jahre sind seit seinem Ableben in der Wieslocher Anstalt vergangen. Und so gibt es damals auch noch viele Zeitzeugen, die den echten Peter Schäfer gekannt haben. Aber dennoch keinen Widerspruch gegen solch beschönigende Worte erheben.

Anläßlich der Übergabe des „Jubiläumsbrunnens" schreibt Claus Donath in seinem Bericht im *Mannheimer Morgen* vom 6. Juli 1967:

„Zur Wahl der Blumepeter-Figur sagte Dr. Ackermann, die Stifter hätten nach einer Figur gesucht, die das Wesen der Mannheimer und der Pfälzer auf einfachste Weise manifestieren könne. *Wir Pfälzer sind ja bekanntlich weder große Poeten noch zähe Philosophen. Unsere Art ist die Lebenskunst.* Und als Symbolfigur für den pfälzischen Volkshumor habe sich der Blumepeter eben angeboten. Man solle dabei nicht so sehr an das Alltagsleben des zwergenhaften kleinen Mannes denken, sondern vielmehr daran, daß Fabel und Geschichte schließlich seinem naiven Dasein einen höheren Sinn gegeben hätten."

Der damalige Direktor der Mannheimer Kunsthalle, Dr. Heinz Fuchs, nannte den Blumepeter eine „Ausgeburt des schlagfertigen Volkshumors, die sich jetzt bis zur Bronze verdichtet hat." Und auf bescheidene Einwände von Zeitzeugen, die den wirklichen Peter Schäfer noch selbst erlebt hatten – „Se hawwe'n aber net gut getroffe, wenn mer'n gekennt hat." – erwiderte Dr. Fuchs, es sei gar nicht die Aufgabe des Künstlers gewesen, die historische Figur, wie sie in Wirklichkeit existierte, abzubilden. Die historische Gestalt habe nur zum Vorbild der Symbolfigur gedient.

Mannheims Oberbürgermeister Dr. Hans Reschke erhob schließlich auch das Wort: „Lieber stummer Freund Blumenpeter, ich weiß zwar nicht, ob Du alles verstanden hast, was über Dich gesagt worden ist. Aber immerhin hast Du vermocht, die Unruhe, das pulsierende Leben des Gockelsmarktes für eine kurze Zeit zu unterbrechen."

Im Zeitungsbericht des *Mannheimer Morgen* heißt es weiter: „Der OB zeigte sich erfreut darüber, daß der Brunnen so konstruiert sei, daß der Beschenkte nicht hereinfallen könne. Der *Mannheimer Morgen*, lobte der OB, habe nämlich auch die Montagekosten übernommen, andernfalls hätte die Stadt das wohlgemeinte Geschenk aus Geldmangel ablehnen müssen. Eine Zeitung als Stifterin eines Blumepeter-Brunnens sei besonders sinnvoll, weil das heutige Bild dieses kleinen Mannes das Ergebnis einer *langdauernden, schrankenlosen Publizität* sei, sagte Dr. Reschke, auf die vielen, dem Blumepeter nachträglich angedichteten Schwänke und Äußerungen anspielend." Und der Mannheimer Oberbürgermeister schloß damals mit den Worten: „Ich habe nur einen Wunsch: Das Denkmal soll Freude machen."

In derselben Ausgabe des *Mannheimer Morgen* notiert Claus Donath auch:

„Unauffällig unter die Schaulustigen gemischt, erlebte Else Metzger, die 75jährige Schwester des Blumepeter, die posthume Ehrung ihres berühmt gewordenen Bruders. Die Publizität ist der mit ihrem 78jährigen Ehemann erschienenen Mannheimerin allerdings gar nicht recht. Am liebsten möchte sie anonym bleiben. Zwar schämt sich die jüngste und einzige noch lebende der fünf Schäfer-Geschwister ihres Bruders keineswegs, aber zuviel Unflätiges, beklagt sie sich, sei ihrem Bruder nachträglich angedichtet worden. Er sei in Wahrheit ein stiller Mensch gewesen. *Der hat ja nit lese un schreibe gekennt*. Die Wahrheit über ihren Bruder, meint Else Metzger, würde nicht viel hergeben, und dabei deutet sie mit Daumen und Zeigefinger eine Spanne von zehn Zeilen an. Daß ihm nachträglich ein Denkmal gesetzt wird, dagegen hat sie im Grunde freilich nichts einzuwenden. Nur mit der Darstellung ist sie gar nicht einverstanden. So hat der Peter nie ausgesehen, stellt sie abwehrend fest und besteht darauf, mit dem Bildhauer zu sprechen. Im Blumen-Corso sei mal eine Figur mitgefahren, die den Blumepeter darstellen sollte. Die habe sich Gerd Dehoff sicher zum Vorbild genommen, meint die Schwester. Der echte Blumepeter verdanke seine Popularität nur seinem Gönner Karl Buck und dem *Feuerio*; ohne sie wäre der Peter Schäfer heute vergessen. Nun, da er aber in Bronze auf dem Gockelsmarkt als Sinnbild pfälzer Humors gefeiert wurde, wollte auch seine Schwester nicht zurückstehen. Einen großen Strauß roter Nelken legte sie in den Arm ihres stumm vom Denkmalsockel lächelnden Bronze-Bruders. Und über einen Schokoladen-Blumepeter freute sich das Ehepaar Metzger herzlich."

Unter der Rubrik „Anregungen + Beschwerden" im *Mannheimer Morgen* schreibt Hajo Grimm, der Präsident und 1. Vorsitzende der großen Karneval-Gesellschaft Mannheim-Lindenhof e.V. 1907 *GROKAGELI*, am 6. Juli 1967 folgenden Leserbrief:

„Ich glaube im Namen vieler Mannheimer zu sprechen, wenn ich Ihnen den herzlichsten Dank für die Stiftung *Blumepeter-Brunnen* ausspreche. München hat seinen Valentin, Mainz seinen Till, Heidelberg seinen Perkeo und Brüssel sein Männeken Piss – um nur einige städtische Besonderheiten herauszugreifen. Nun haben wir Mannheimer endlich das Wahrzeichen, welches auf einfache Weise unsere Lebenskunst und unser Wesen symbolisiert. Wenn man unseren Blumepeter anschaut, wie er so mit schelmischem Blick auf seiner Bank am Brunnen sitzt, so kann man sich gut vorstellen, er denke sich: Mannem war schä – Mannem is schä – un Mannem wärd noch schäner – wenn ma a zur Zeit wenisch Geld in de Stadtkass hawwe!"

Und für dieses „Mannheimer Wahrzeichen" müßte sich „dann auch ein kleines Blumepeter-Museum mit gesammelten Anekdoten, Fotografien bzw. Stiftungen und Ehrungen" und weiteren Leihgaben einrichten lassen, folgert der Leserbriefschreiber weiter: „Einen Platz für eine Vitrine wird man im Mannheimer Morgen oder Reiß-Museum oder im Schloß bestimmt finden."

So weit ist die Liebe zum Blumepeter dann doch nicht gegangen, dem vermeintlichen Mannheimer Original anno 1967 auch noch ein eigenes Museum einzurichten. Aber vierzig Jahre später, zum Stadtjubiläum „400 Jahre Mannheim“, wäre es durchaus wünschenswert und angebracht gewesen, an Peter Schäfer im Rahmen einer kleinen Ausstellung zu erinnern. Gerade mit Blick auf Blumepeters Ende in der Wieslocher Psychiatrie. Doch selbst die im neu sanierten Zeughaus eingerichtete Abteilung zur Stadtgeschichte blendet Peter Schäfer vollständig aus, obwohl die durchaus originelle Präsentation ihr Augenmerk besonders auf prominente Mannheimer richtet. Kein Bild, kein Text. Blumepeter bleibt vollkommen unerwähnt. Schade.

Vierzig Jahre zuvor hat der Schöpfer des Blumepeter-Denkmals, Bildhauer Gerd Dehoff, einen weiteren Auftrag erhalten. Für Rainer von Schilling, den Verleger des *Mannheimer Morgen*, kreiert Dehoff aus einer alternativen Variante seiner Blumepeter-Skulptur den „Bloomaulorden“, das Mannheimer „Verdienstkreuz“. Die von der örtlichen Tageszeitung gezielt geförderte Blumepeter-Renaissance sorgt dafür, daß ab 1970 diese Auszeichnung für ganz besonders verdiente Mannheimer Mitbürger und Mitbürgerinnen wie Anneliese Rothenberger und Seppl Herberger mit deutlichen Bezügen zur Figur auf dem Blumepeter-Denkmal aus der Taufe gehoben wird. Denn besagter „Bloomaulorden“ besteht aus einer Ordenskette, an der die von Dehoff kreierte und typisierte Blumepeter-Figur baumelt. Doch die Figurine sitzt nicht wie ihr größeres Bronze-Pendant aufrecht auf einer Bank, sondern steht vornüber gebeugt, die Welt kopfunter durch seine gespreizten Beine beobachtend.

Der „Bloomaulorden“ soll fortan jenen Mannheimer Zeitgenossen verliehen werden, die das Herz auf dem rechten Fleck haben und in offenherzig-direkter, also typisch Mannheimer Lebensart Schlagfertigkeit beweisen. Wobei „Bloomaul“ eigentlich ein Schimpfwort ist: Denn das Verb „bloogen“, von dem der Begriff abgeleitet wird, bedeutet „das Maul voll nehmen, aufschneiden, nicht ganz bei der Wahrheit bleiben“. Das Ganze nun als Ehrentitel in Erinnerung an einen behinderten Menschen, der den Mordplänen der NS-Psychiatrie wohl nur dadurch entging, daß er zeitig genug eines wie auch immer von wem oder was auch immer verursachten „natürlichen Todes“ gestorben ist. Der Nachruhm des Blumepeter hat bemerkenswerte Blüten getrieben. Elsbeth

Janda, nicht nur als kundige Interpretin von Blumepeter-Anekdoten im Jahr 1979 mit dem „Bloomaulorden" ausgezeichnet, entgegnete:

„Wissen Sie, der Blumepeter war ein Kretin. Und trotzdem war er durch und durch eine Mannheimer Gestalt. So ist er für uns in Erinnerung geblieben und so verkörpert er für uns Mannheim. Auch auf eine Art, die von uns Toleranz fordert. Und gerade das finde ich gut."

Rainer von Schilling, Zeitungsverleger und Schöpfer des Mannheimer „Bloomaulordens", definierte es, anläßlich der Erstsendung unseres SWR-Blumepeter-Films, aus seiner Position als Verleger des *Mannheimer Morgens*: „Der Blumepeter ist für uns ein kurpfälzer Original wie Graf Bobby in Wien oder Tünnes und Schäl im Rheinland." Doch von Schillings Ordenskreation, für den er Dehoffs zweiten Entwurf, die Figur, die den Allerwertesten hochreckt, verwandte, „hat mit dem historischen Peter Schäfer nichts zu tun." Und mit Blick auf den realen Blumepeter fügte der *Mannheimer Morgen*-Verleger hinzu: „Die Zeit verklärt so manches, und wir neigen dazu, nur das Positive zu behalten."

Auch von städtischer Seite scheint man in Mannheim gelassen damit umzugehen, daß ein körperlich und geistig behinderter Mensch zum Symbol seiner Vaterstadt aufgestiegen ist. Und je mehr Jahre und Jahrzehnte ins Land gezogen sind, desto stärker gerät die allmähliche Verklärung. Mannheims Oberbürgermeister Gerhard Widder meinte anläßlich des 50. Todestages von Peter Schäfer in einer Sendung von *Kurpfalz-Radio*:

„Viele Geschichten sind ihm zugeschrieben worden. Er selbst hat ein schwieriges Schicksal gehabt, war aber auch andererseits ein Mann, der versucht hat, das Beste aus seinem Schicksal zu machen. Er hat in Mannheim Blumen verkauft, ist dadurch stadtbekannt geworden, war wohl auch einer, der nicht auf das Maul gefallen war, wie wir Mannheimer sagen würden. Vermutlich so ein Bloomaul, das deutlich seine Meinung gesagt hat. Es wird auch berichtet, daß der Blumepeter sehr grantig sein konnte, wenn es darauf ankam. Und so ist er mittlerweile in die Geschichte von Mannheim eingegangen. Viele Geschichten sind ihm zugeschrieben worden, und so wird es auch in Zukunft weiter sein."

Zehn Jahre später, beim „Blumepeterfest" am 7. Oktober 2000 haben ich Oberbürgermeister Gerhard Widder noch einmal für unseren SWR-Film über Peter Schäfer interviewt:

„Der Blumepeter? Ich würd' mal so sagen, das ist 'ne Symbolfigur, die im Grund jedes Mannheimer Kind kennt, und zwar längst bevor sie anfangen, die Blumenpeter-Witze zu kennen, sondern der gehört einfach zu unserer Stadt dazu, ja solange ich mich zurückerinnern kann als Mannemer. Ja, er ist, ich sag mal, so einfach ein Ausdruck für diese kurpfälzer und Mannheimer Art, so ä bissl verschmitzt. Manchmal war er auch mürrisch, aber einer, der im Grunde genommen mit seiner Art die Leute angesprochen hat. Und sich damit in die Herzen der Mannheimer gelebt hat, bis zum heutigen Tag."

Ist er denn ein Idol für Mannheim?

„Jetzt kann man natürlich anfangen, wissenschaftlich zu ergründen. Ich würd' auch nicht sagen, daß es ein Idol ist. Das halt ich nicht für die ganz richtige Kennzeichnung. Das ist einfach jemand, der in dieser Stadt aufgefallen ist, durch seine Art, durch seinen manchmal auch gallig-bitteren Humor, aber der es verstanden hat, sich in einer schwierigen Situation zu behaupten, jemand der bemerkenswert war. Als Idol? Ich weiß es nicht, der Begriff wird ja auch überstrapaziert. Deswegen sag ich, den Begriff Idol würde ich dafür nicht benutzen und lieber sagen, das war ein bemerkenswerter Mensch in seiner Art und deshalb zurecht in der Geschichte dieser Stadt erhalten geblieben. Wir ham ja ne ganz bunte Palette von Menschen, die ja Mannheim-typisch sind. Und das ist einer, der in seiner Art auch ganz typisch war."

Das ist die Legende vom Blumenpeter, Herr Oberbürgermeister, der echte Peter Schäfer war ein bißchen anders.

„Ja, ich hab' über den echten Peter Schäfer oft nachgelesen, ich weiß es nicht, ob er so ganz anders war, ich glaub schon, daß er in dieser Art, zumindest das, was ich von ihm gelesen habe, da war das ein Mensch, der es nicht leicht hatte im Leben, der aber durch seine Fähigkeiten, die er besaß, sich dennoch durchs Leben hat durchschlagen können, und der vor allem bemerkenswert war in seinem Verhalten, ich sag noch mal ganz bewußt, in seinem manchmal bitteren Humor."

Was von Peter Schäfer bleibt

Und so löst sich ein trauriges Schicksal in Wohlgefallen auf. Weil sich die Geschichte dieses schwierigen Menschen, jenes körperlich und geistig behinderten Mannheimers, von dem unterscheidet, was die Nachwelt aus ihm gemacht hat. Unser Blumepeter ist nicht nur drolliges Maskottchen, sondern inzwischen fast schon zwergwüchsiges Symbol kurpfälzer Lebensweisheit.

Das war der arme Peter Schäfer zu Lebzeiten aber gerade nicht. Und deshalb haben immer mal wieder kritische Köpfe Einspruch erhoben. Kurt Bräutigam, der Mannheimer Mundart-Fachmann schlechthin, schrieb 1986 über den Blumepeter in einem Buchessay mit dem bezeichnenden Titel „Habder dann kän annere gfunne?“:

„Warum aber, so fragen manche, hat Mannheim ausgerechnet einen armen *Krippl* zu seinem Maskottchen gemacht? Nun, jede Stadt hat ihren *Hofnarren*, ob der nun Nante heißt oder Tünnes und Schäl, ob Graf Bobby oder Klein Erna. Sie alle haben das Schießpulver nicht erfunden, und unser Blumepeter – Peter Schäfer mit bürgerlichem Namen – schon gar nicht. In seine Figur legt man nun einmal alles hinein, was den echten Mannheimer (und Pfälzer allgemein) charakterisiert: Schlagfertigkeit und Zungenschärfe, Humor und Witz bis zum Kalauer, Gutmütigkeit und Toleranz. Und das alles nicht etwa vom Verstand gelenkt, sondern gewissermaßen als Ausgleich für seine Behinderung in Peters tiefstes Innere hineinprojiziert.“

Bräutigam, 1911 geboren, hat das Schicksal Peter Schäfers noch miterlebt und betont denn auch, daß „der kindhafte Gnom (eine Art Vorgänger des Oskar Matzerath in der *Blechtrommel*)“ ein gewisses Gefühl des Betreuens und Beschützens beim Betrachter erweckt habe, frei nach dem Motto: „Armer Kerl, ich bin froh, daß ich nicht so bin wie du!“ Und über sein eigenes Erleben des Blumepeter hat der 1999 verstorbene Kurt Bräutigam notiert:

„Tagsüber stand Peter Schäfer an der U-Schule bei der Neckarbrükke und bot seine Blumen feil. Ich habe als Erstkläßler ihn dort stehen sehen, ohne ihn damals schon als VIP einordnen zu können. Abends watschelte er auf kurzen, krummen Beinen mit seinem Körbchen voller Veilchensträußen von Wirtschaft zu Wirtschaft, war überall gern gesehen und liebevoll bewitzelt und konnte sich auf seine Stammkundschaft verlassen. *Du, kaaf mer ebbes ab!*, forderte er von Tisch zu Tisch und konnte recht bissig werden, wenn man seiner Aufforderung nicht nachkam. So bot er einmal in der *Landkutsche* einem Herrn, der mit seiner Frau am Tisch saß, seine Veilchen an. Als der Herr ablehnte, giftete Peter mit seiner näselnden und etwas lispelnden Stimme: *Gell, geschderd, wo mit derre Blonde dokhockt bisch, do hoscht ma glei zwee Schtreißlin abgekaaft!*"

Wenige verbürgte Anekdoten über den Blumepeter gebe es, bemerkt Kurt Bräutigam – und steuert gleich selber eine bei: „So blieb denn der *Blummepeder* bis heute das verhätschelte Sorgenkind der *Mannemer*, dem sie ihren Spott wie ihre Liebe, ihren Witz wie ihre Schlagfertigkeit [...], ihre Toleranz wie ihre Hilfsbereitschaft zuwenden können."

Wird der Blumepeter auf diese Weise tatsächlich noch eine Weile im kollektiven Gedächtnis der Mannheimer und Kurpfälzer weiterleben? Und vielleicht doch ein klein wenig an den wirklichen Peter Schäfer erinnern? Oder ist das alles nur ein merkwürdig verbrämtes Eingeständnis, vor dem persönlichen Schicksal dieses behinderten Mannes und dem Los seiner anderen, unbekannt gebliebenen Leidensgenossen versagt zu haben?

Willi Tronser, der Peter Schäfer aus eigener Anschauung über einen längeren Zeitraum hinweg in Mannheim erlebt und auch in der Wieslocher Anstalt noch besucht hat, zweifelte daran:

„Das wird sich verlieren im Lauf der Jahre, die junge Generation kann damit gar nichts anfangen, macht sich auch keine Gedanken. Ich bin noch einer der letzten Zeitzeugen, ich sehe die Dinge etwas anders. Aber heute nimmt man das in Kauf – und das ist vielleicht ganz gut so."

Die schöne Legende ist immer stärker als die bittere Wahrheit?

„Ich habe es ja immer selbst etwas beschönigend umschrieben, wenn mich Besucher gefragt haben. Peter Schäfer war ein armer Mensch, er hat aber von den Mannheimer Bürgern viel Gutes erfahren, ich habe also da immer pro Mannheim gesprochen. Aber wenn ich ehrlich sein soll, das mit dem Denkmal und so. Ich habe es nie verstanden, wie man einen solchen Menschen so in den Vordergrund schiebt, mit großen Festen und so weiter. Der damit in der Erinnerung gar nichts hätte anfangen können. Aber es ist nun mal so. Ich weiß, ich mache mich mit dieser Ansicht nicht beliebt, aber es ist nun mal meine persönliche Auffassung, die im übrigen auch viele andere Mannheimer hatten, die ebenfalls noch den Blumepeter persönlich kannten."

Vielleicht ist es ja sogar ein Trost oder gar Gnade, wenn jüngere Zeitgenossen mit diesem merkwürdigen Denkmal auf den Mannheimer Kapuzinerplanken kaum noch etwas verbinden können, geschweige denn, über das Schicksal des tatsächlichen Blumepeter etwas wissen. Was sehr schade wäre, denn die Geschichte von Peter Schäfer und dessen Nachleben in Gestalt der Blumepeter-Legende vermittelt mehr als bloß ein kleines Kapitel Mannheimer Stadtgeschichte. Der Fall Peter Schäfer ist vielmehr symptomatisch für unseren Umgang mit unserem schlechtem Gewissen und dem Unbehagen an der eigenen Geschichte. Bleibt damit aber letztenendes auch ein Lehrstück zum Thema Psychiatrie und Euthanasie, mit immer noch nicht abschließend zu klärenden Leerstellen.

Bildteil

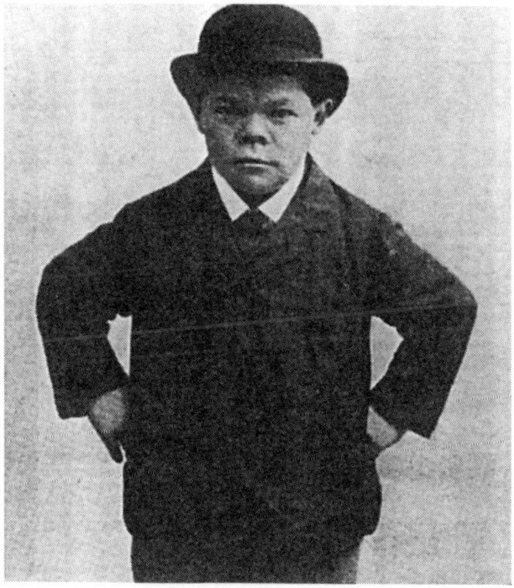

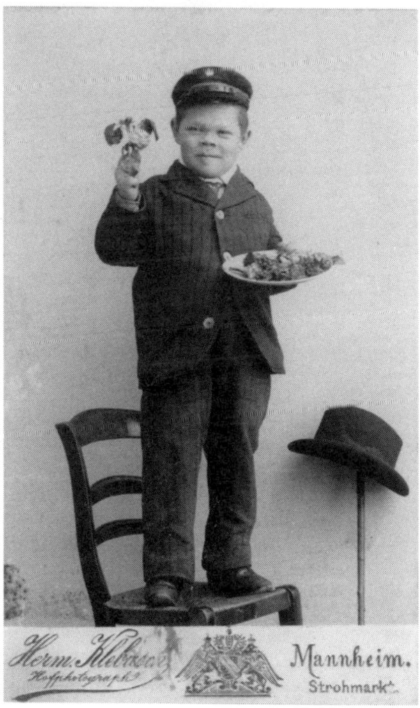

Die ersten Blumepeter-Bilder. Das Foto mit Peter Schäfer auf dem Stuhl hat wohl schon vor 1900 Hermann Klebusch, der »Hof-Photograph Seiner Königlichen Hoheit des Großherzogs von Baden«, in seinem Fotostudio am Strohmarkt O 4.5 in Szene gesetzt und auf Glasplatte gebannt.

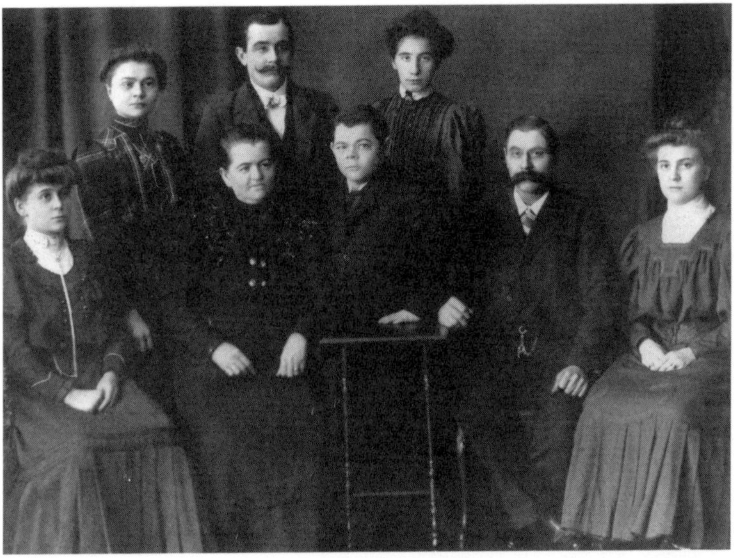

Peter Schäfer vor 1900 im Kreise seiner Familie. Links Mutter Barbara, rechts Vater Joseph. Unten eine Ansichtskarte datiert auf 1903.

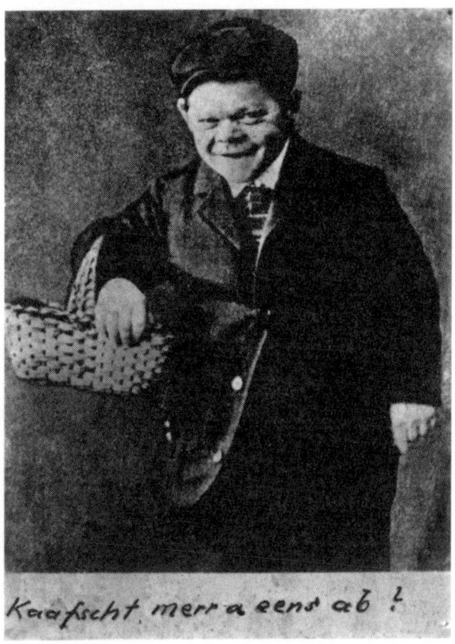

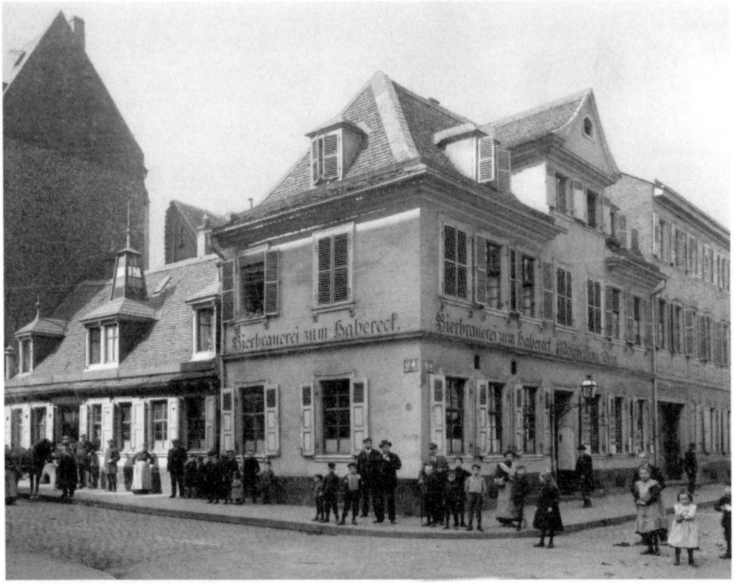

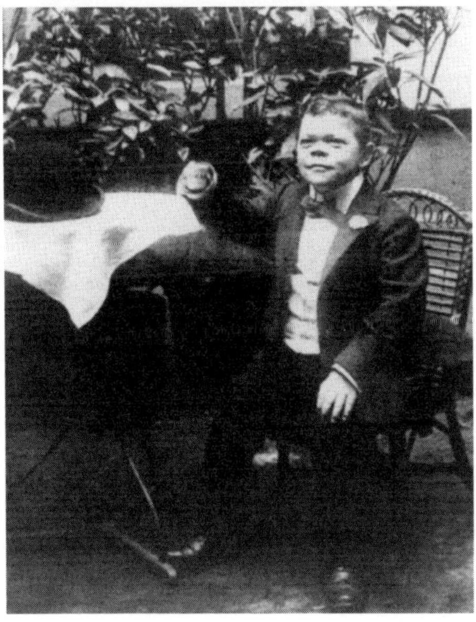

Eine von Blumepeters Verkaufsadressen: Das »Habereckl«, die Gaststätte samt Bierbrauerei zum Habereck im Quadrat Q 4.10 um 1908. Vornehmer und gutbürgerlich ging es in der »Landkutsche« zu, wo Peter Schäfer für das Foto entsprechend ausstaffiert wurde.

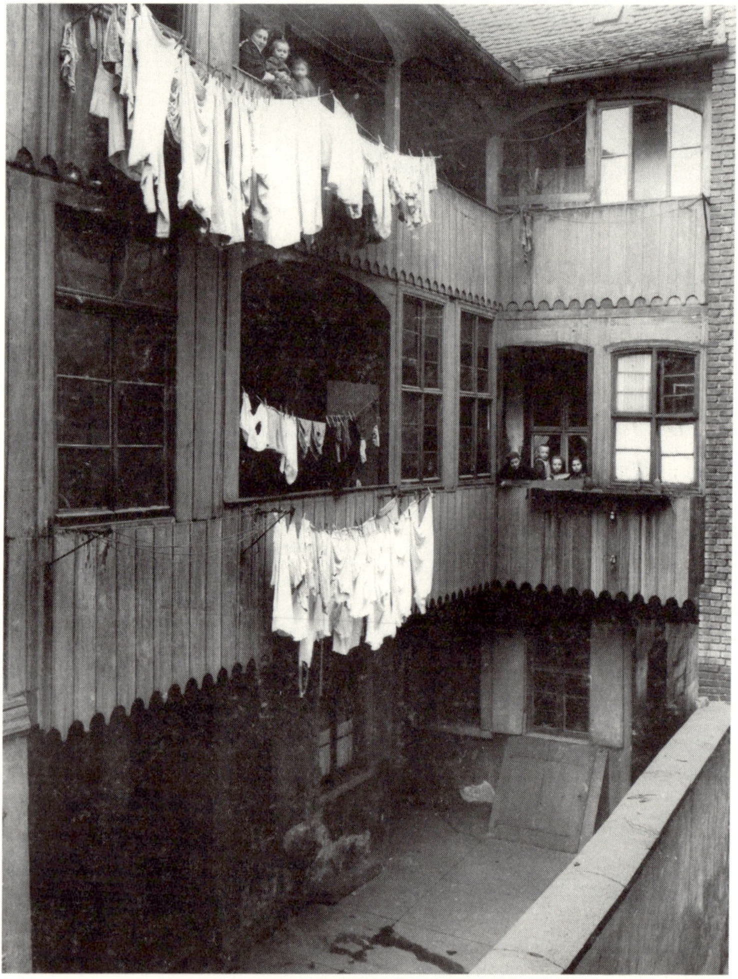

Das Milieu, in dem Peter Schäfer lebte: Mannheimer Hinterhof des Hauses T 2.2 um 1900.

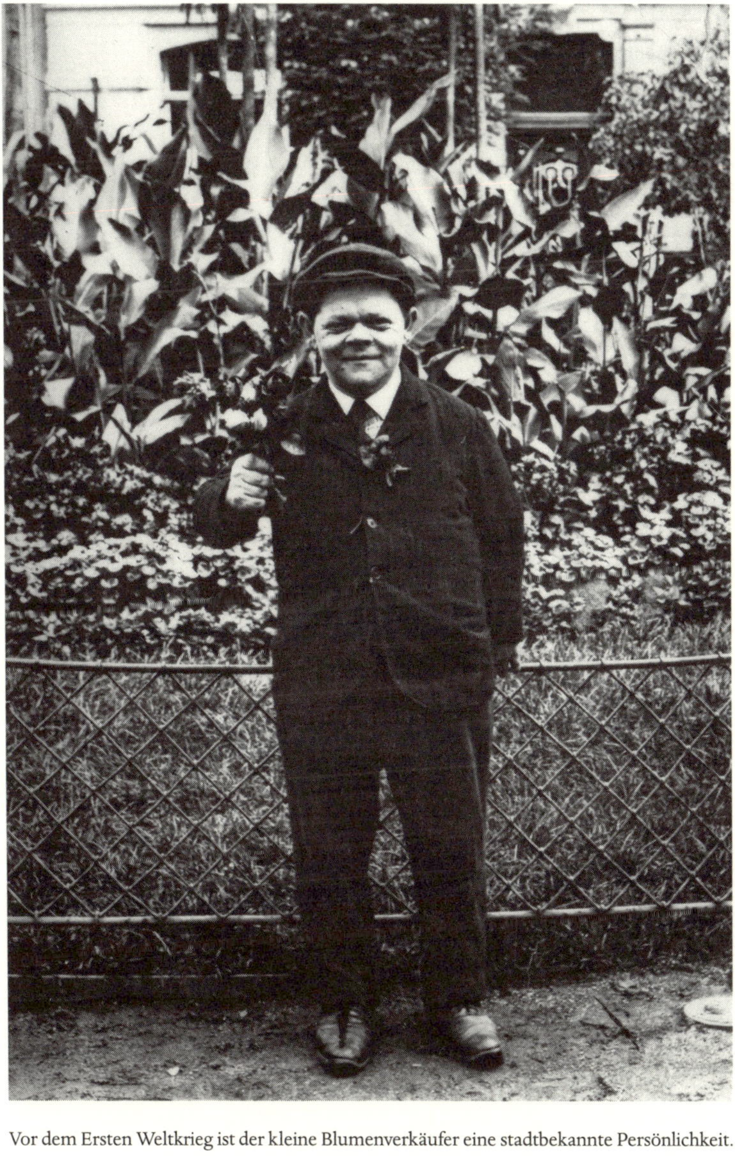

Vor dem Ersten Weltkrieg ist der kleine Blumenverkäufer eine stadtbekannte Persönlichkeit.

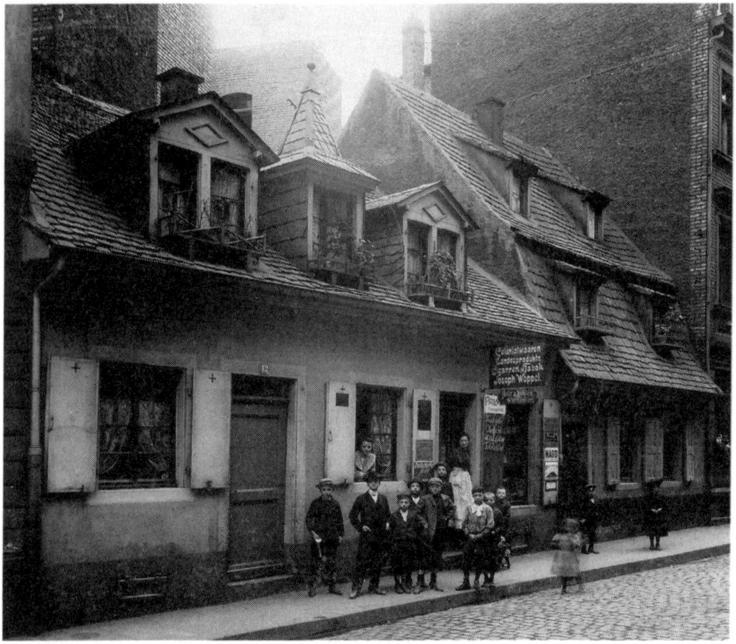

Quadrat T 4.12, der Kolonialwarenladen von Joseph Wöppel um 1900 in der Mannheimer Unterstadt, der Arme-Leute-Gegend der Jahrhundertwende. Im Kontrast dazu spielende Kinder auf Mannheims Prachtmeile: Die Planken um 1906.

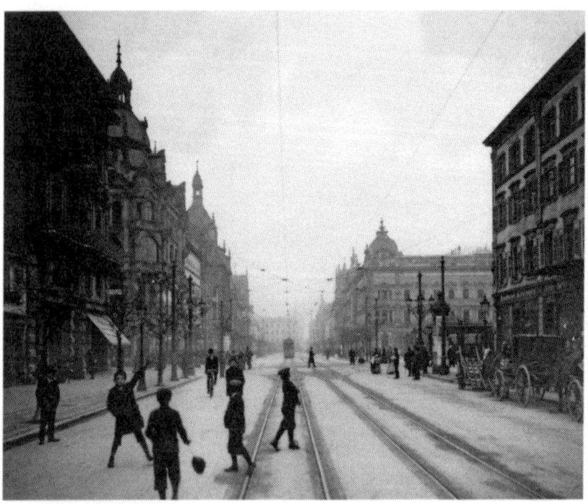

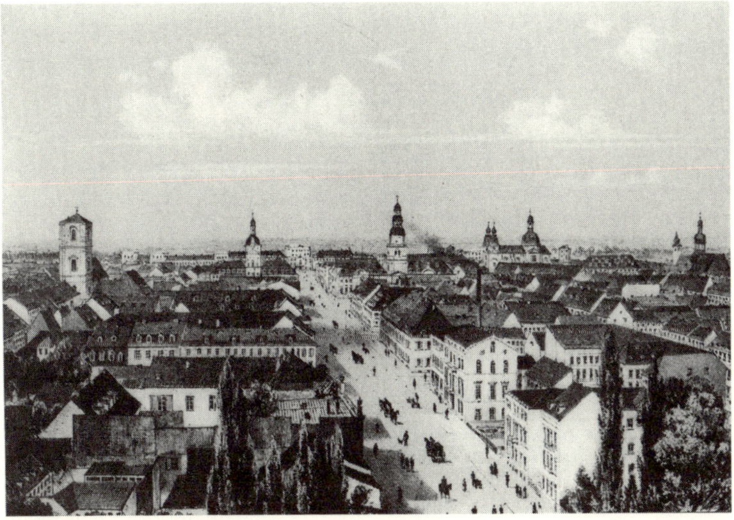

Das idealisierte, schöne alte Mannheim. Breite Straße mit Blick zum Schloß. Lithographie um 1870.
Die soziale Wirklichkeit der Industrie- und Handelsmetropole zu Zeiten Peter Schäfers spiegelt sich eher in der um 1907 fotografierten Straßenszene im Quadrat R 6.9-12.

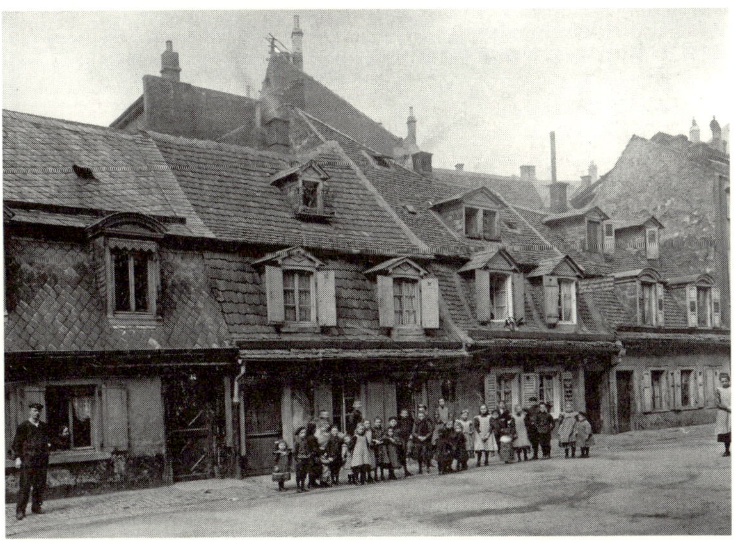

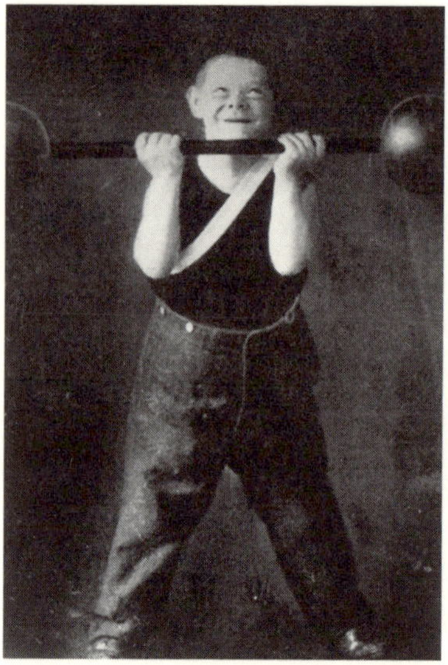
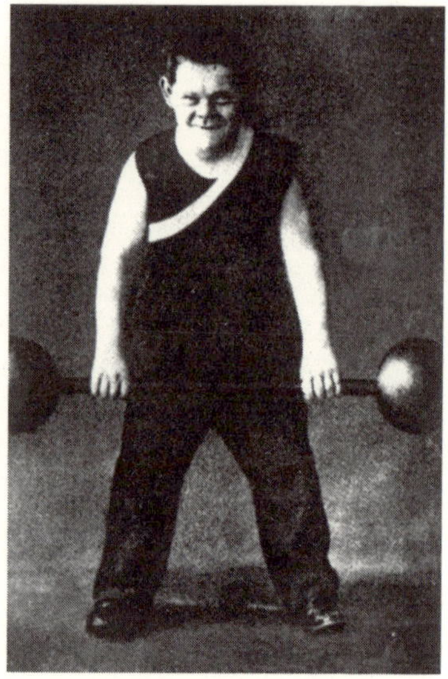

Inszeniert und zur Schau gestellt als Athlet.

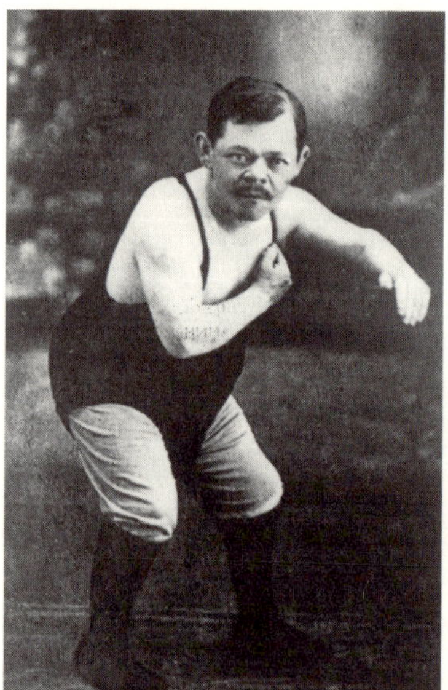
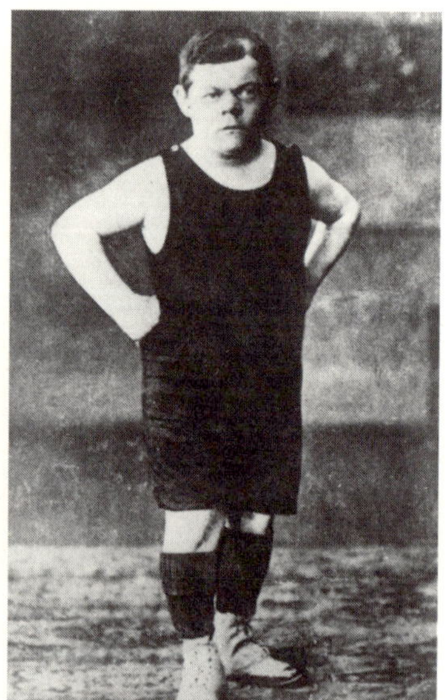

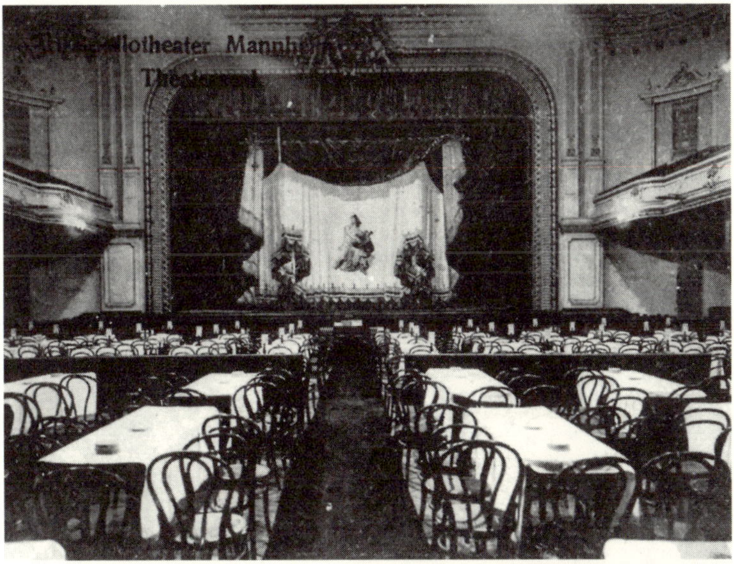

Die Mannheimer »Gastierbühne« in G 6.3 vor 1914, das Apollotheater, auch Schauplatz eines »legendären« Blumepeter-Auftritts. Der älter gewordene Blumepeter wird für den Fotografen noch einmal schick gemacht. Im Jahr 1919 landet Peter Schäfer trotzdem im Weinheimer Pflegeheim.

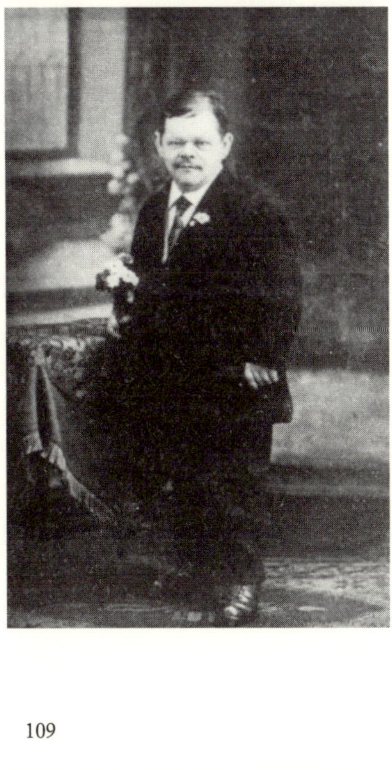

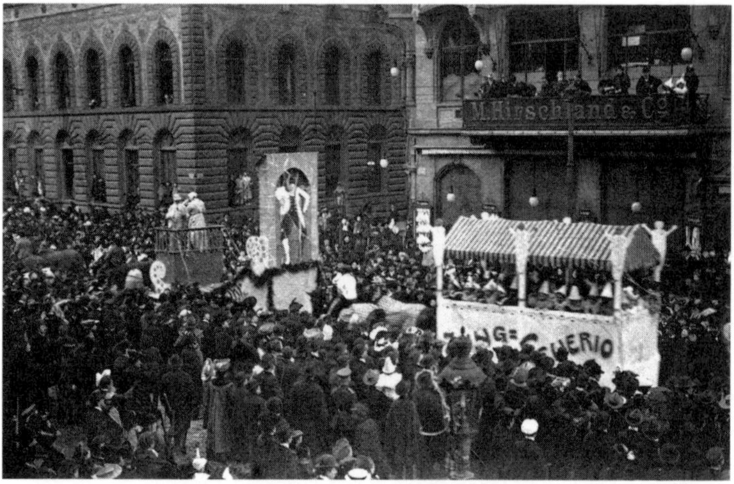

Mannheimer Fasnachtsumzug 1907 mit dem Eröffnungswagen des »Feuerio« und dem Duo »Stadtbas und Lorenz«.
Auch der Blumepeter saß mal ganz vorn auf dem Kutschbock. So wie man ihn hinter das Lenkrad des Benz-Automobils plaziert hat.

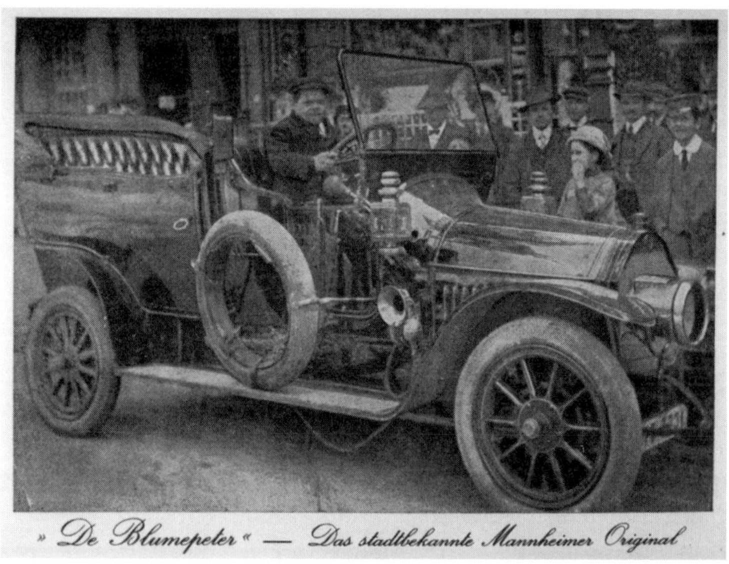

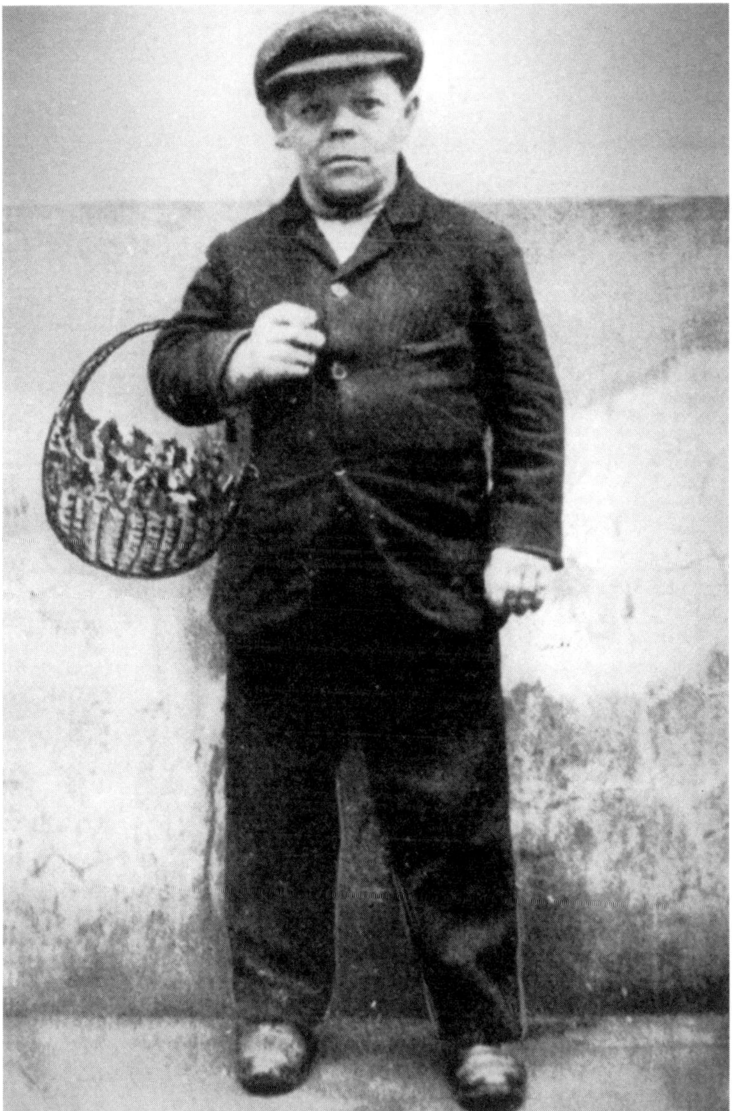

Je älter Peter Schäfer wurde, desto schwieriger gestaltete sich seine Inszenierung als »drolliger kleiner Blumenverkäufer«.

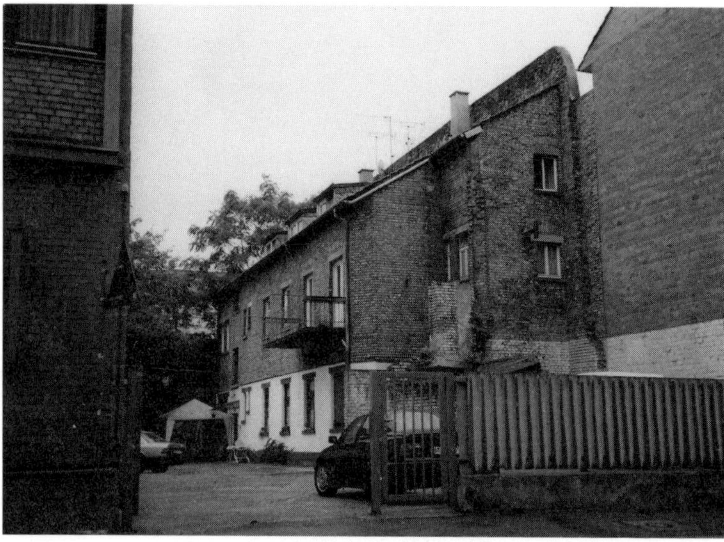

Die letzte Wohnadresse von Peter Schäfer in Mannheim, heute eine Baulücke mit Hinterhausblick. Darunter Peter Schäfers Meldekarte, mit dem Vermerk S 6.8 bei Glatz am 15. 3.1918 angemeldet, dem Schwager des Blumepeter. Ein Mitarbeiter der Behörde sorgt am 24. Juni 1940 für den letzten Eintrag: »Am 15.6.40 in Wiesloch verstorben«.

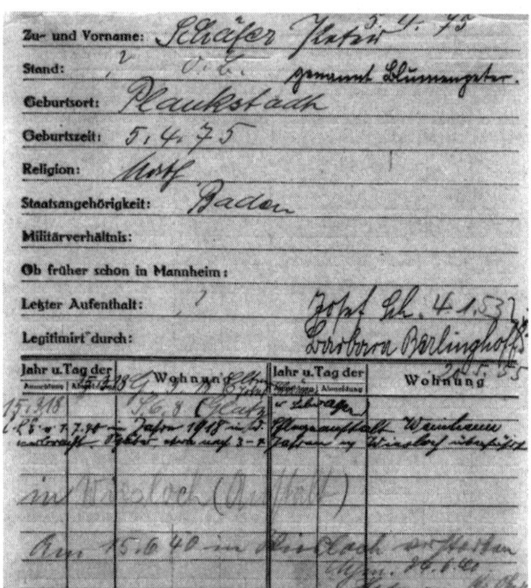

Zu- und Vorname: Schäfer Peter 5. 4. 75
Stand: genannt Blumenpeter.
Geburtsort: Plankstadt
Geburtszeit: 5. 4. 75
Religion:
Staatsangehörigkeit: Baden
Militärverhältnis:
Ob früher schon in Mannheim:
Letzter Aufenthalt:
Legitimirt durch:

Jahr u. Tag der		Wohnung	Jahr u. Tag der		Wohnung
15.3.18		S 6. 8 (Glatz	u. Schwager)		
		Jahre 1918			
in Wiesloch					
Am 15.6.40 in Wiesloch verstorben					

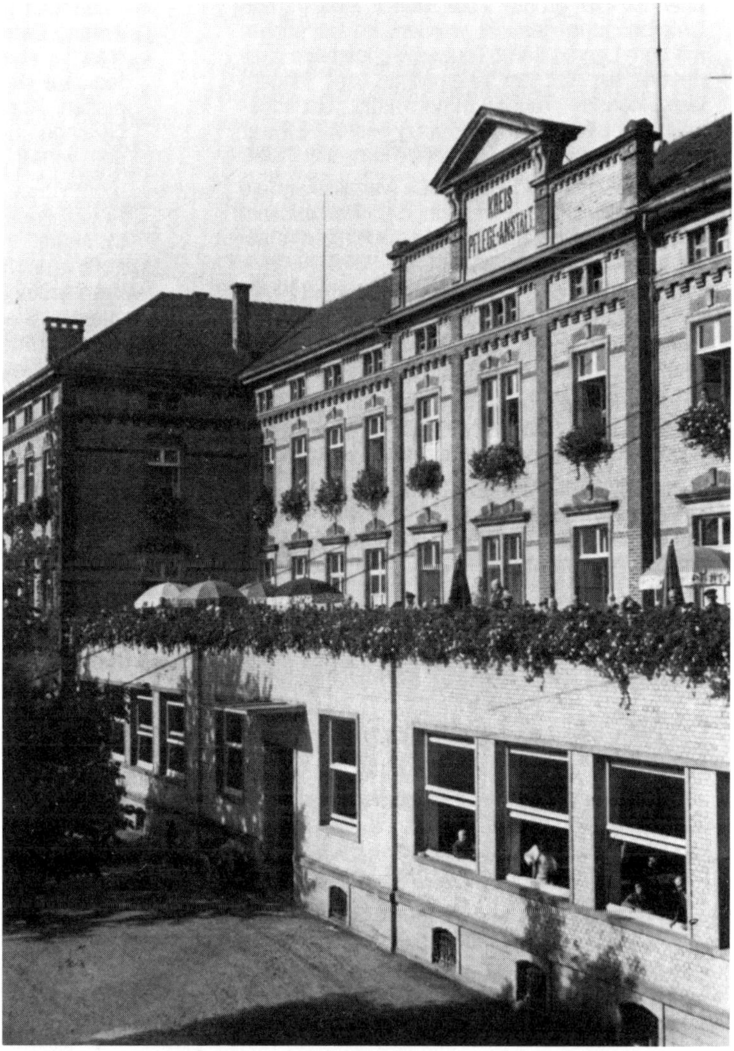

Die Pflegeanstalt Weinheim in den zwanziger Jahren.

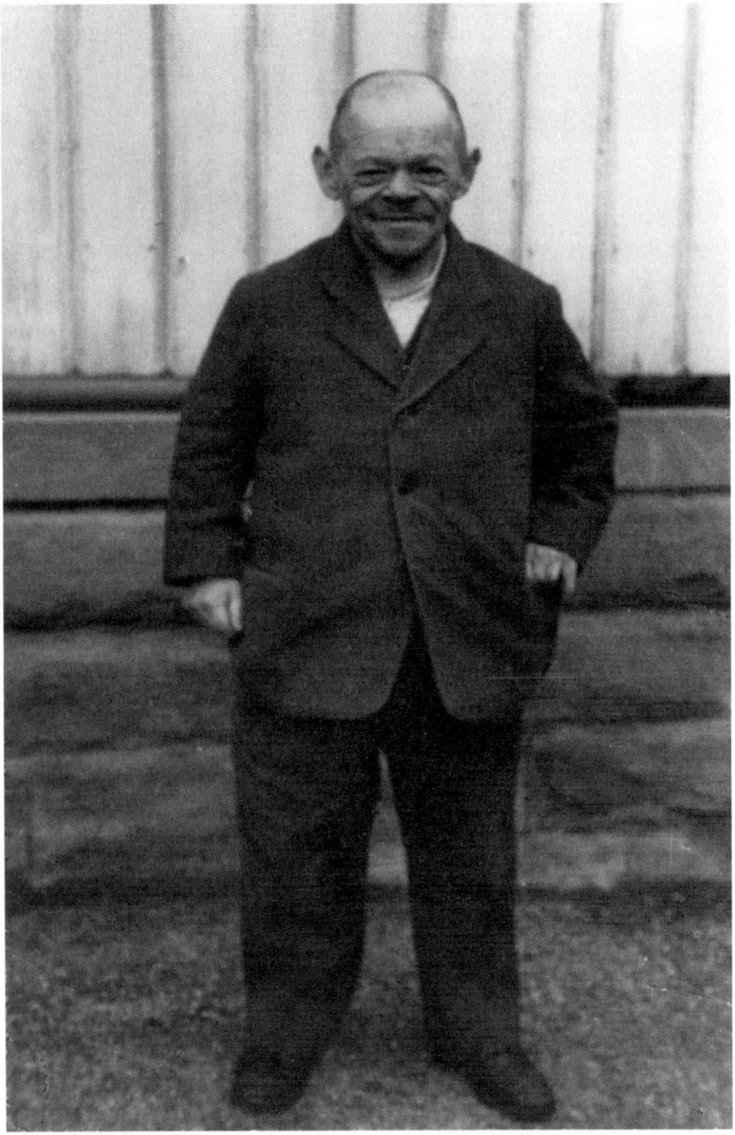

Die erste Aufnahme Peter Schäfers nach der Ankunft in der Wieslocher Psychiatrie, wohl um 1930 entstanden.

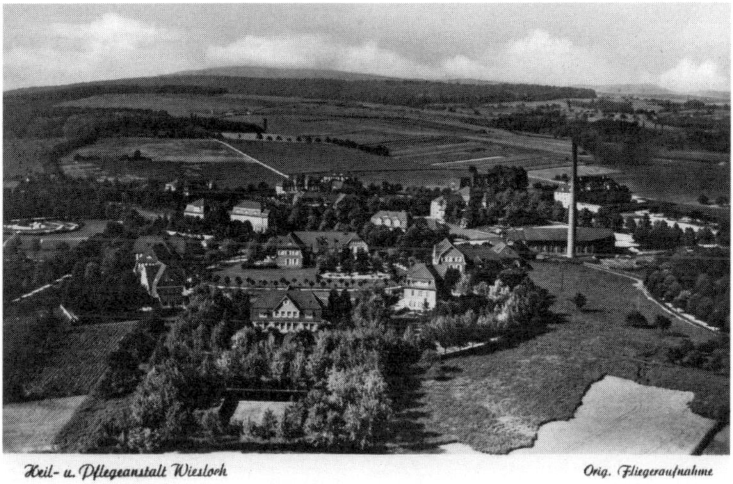

Das psychiatrische Landeskrankenhaus Wiesloch um 1930. Darunter ein Foto von der Arbeitstherapie in der Frauenabteilung, entstanden vor 1933.

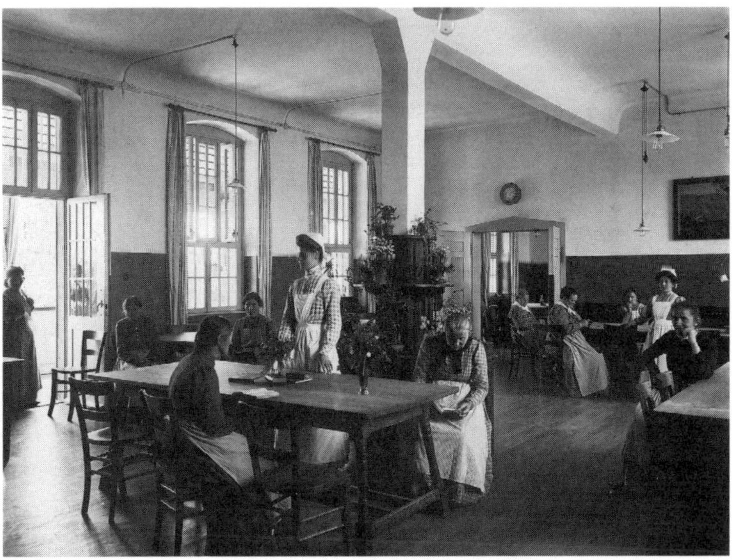

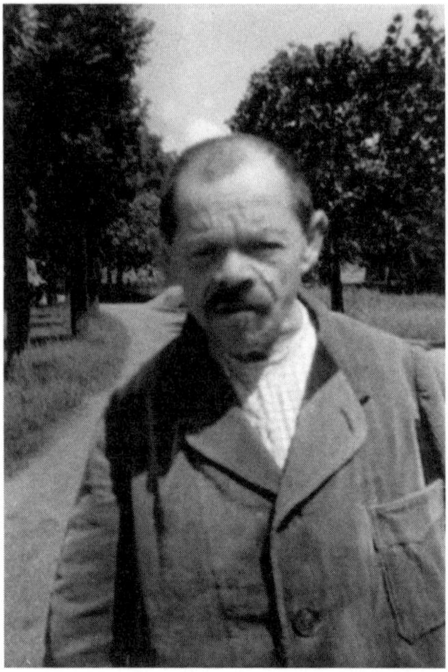

Peter Schäfer auf dem Wieslocher Anstaltsgelände um 1936, fotografiert vom Anstaltsarzt Dr. Schindelmayr.

Eine bewährte Therapieform in den zwanziger und dreißiger Jahren: Heiße und kalte Wannenbäder zur Beruhigung der Patienten.

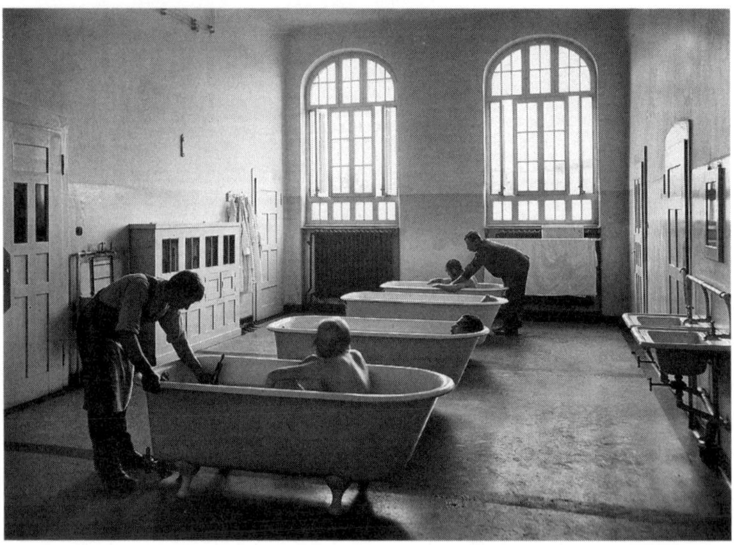

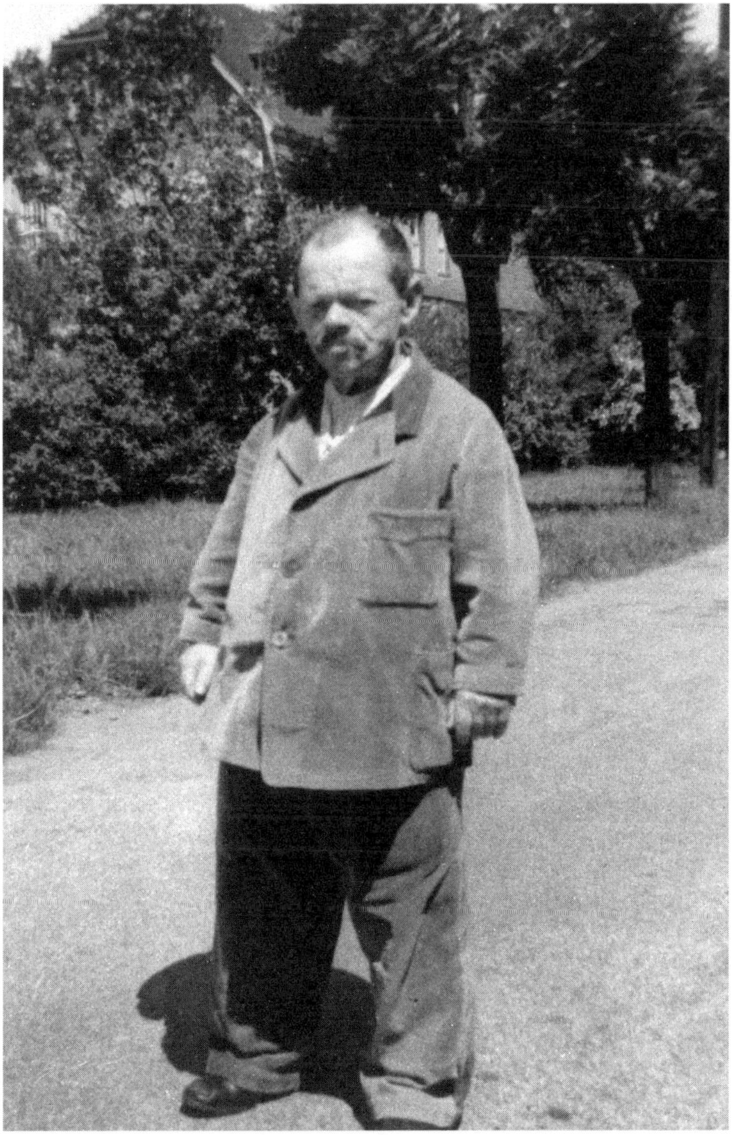

Peter Schäfer beim Spaziergang auf dem Wieslocher Anstaltsgelände, um 1936 vom Anstaltsarzt Dr. Schindelmayr aufgenommen.

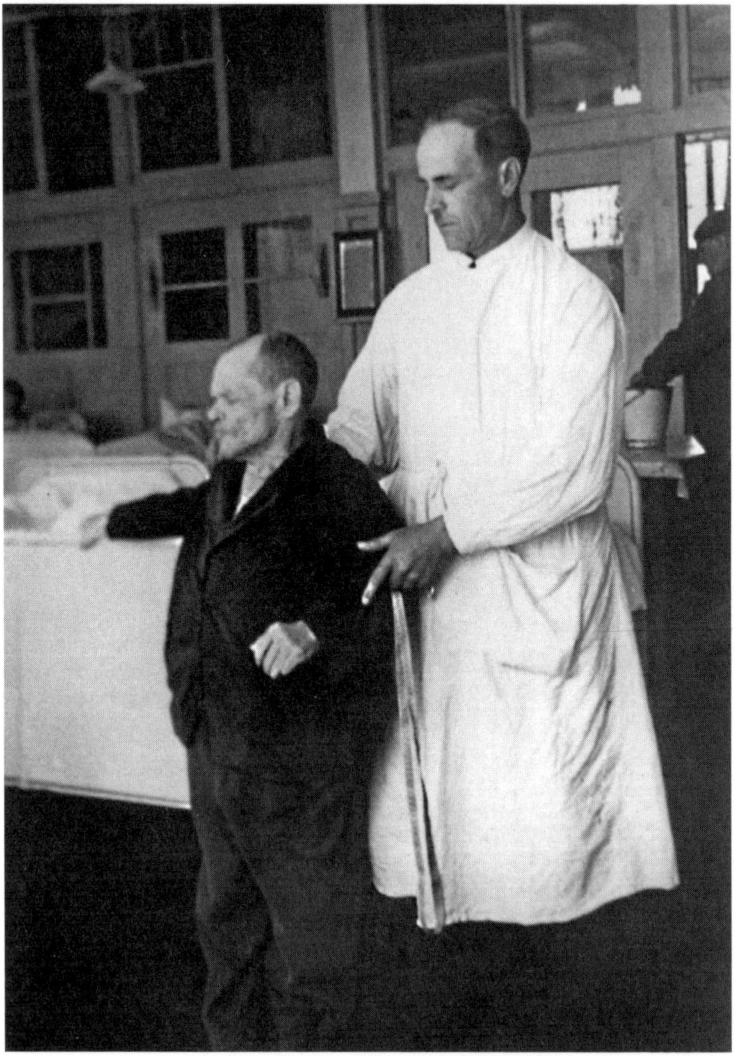

Peter Schäfer mit Krankenwärter. Ein um 1939/40 in der Wieslocher Anstalt privat aufgenommenes Bild, das nicht aus der Krankenakte stammt.

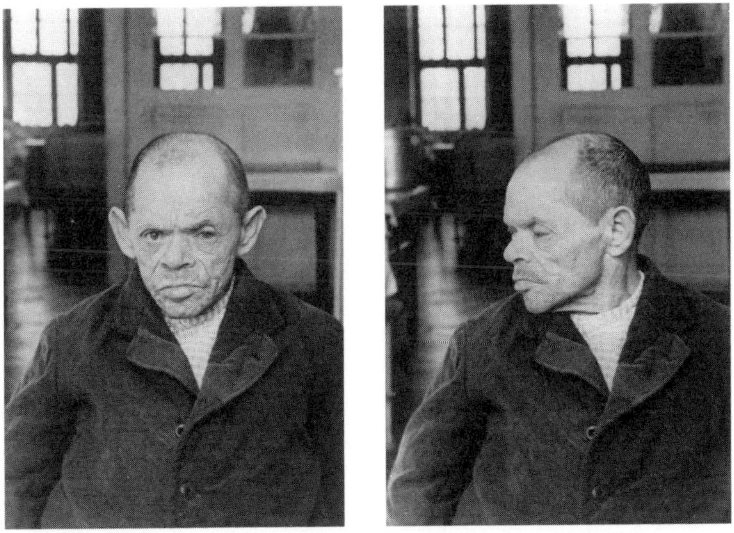

Die letzten beiden Fotos aus der Krankenakte von Peter Schäfer, entstanden 1940, im Jahr seines Todes. In der Art, wie in der NS-Zeit vermeintlich »lebensunwertes Leben« ins Bild gesetzt wurde.

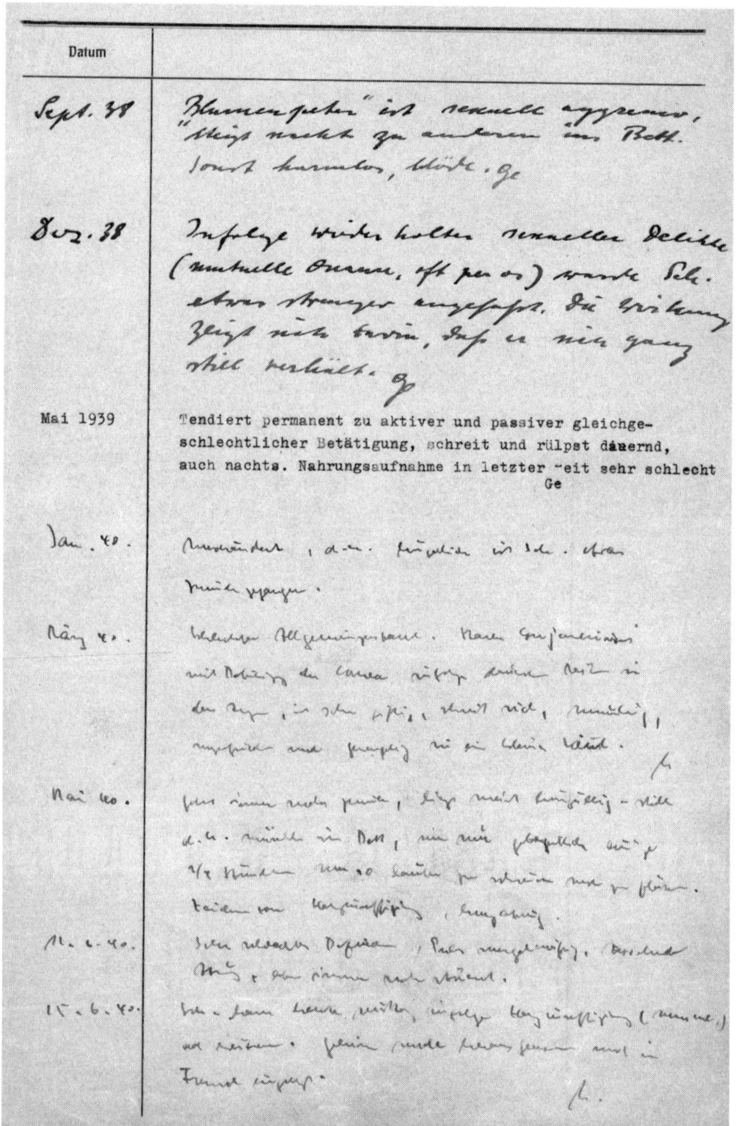

Datum

Sept. 38 „Blumenpeter" ist sexuell aggressiv, „steigt nachts zu anderen ins Bett." Sonst harmlos, blöde. Ge

Dez. 38 Infolge wiederholter sexueller Delikte (mutuelle Onanie, oft per os) wurde Sch. etwas strenger angefaßt. Die Wirkung zeigt sich darin, daß er sich ganz still verhält. Ge

Mai 1939 Tendiert permanent zu aktiver und passiver gleichgeschlechtlicher Betätigung, schreit und rülpst dauernd, auch nachts. Nahrungsaufnahme in letzter Zeit sehr schlecht Ge

Jan. 40. [illegible]

März 40. [illegible]

Mai 40. [illegible]

11. 6. 40. [illegible]

15. 6. 40. [illegible]

Die letzten Einträge in Peter Schäfers Krankenakte, nach seinem Tod am 15.6.40 von Anstaltsdirektor Dr. Wilhelm Möckel höchstpersönlich abgefaßt.

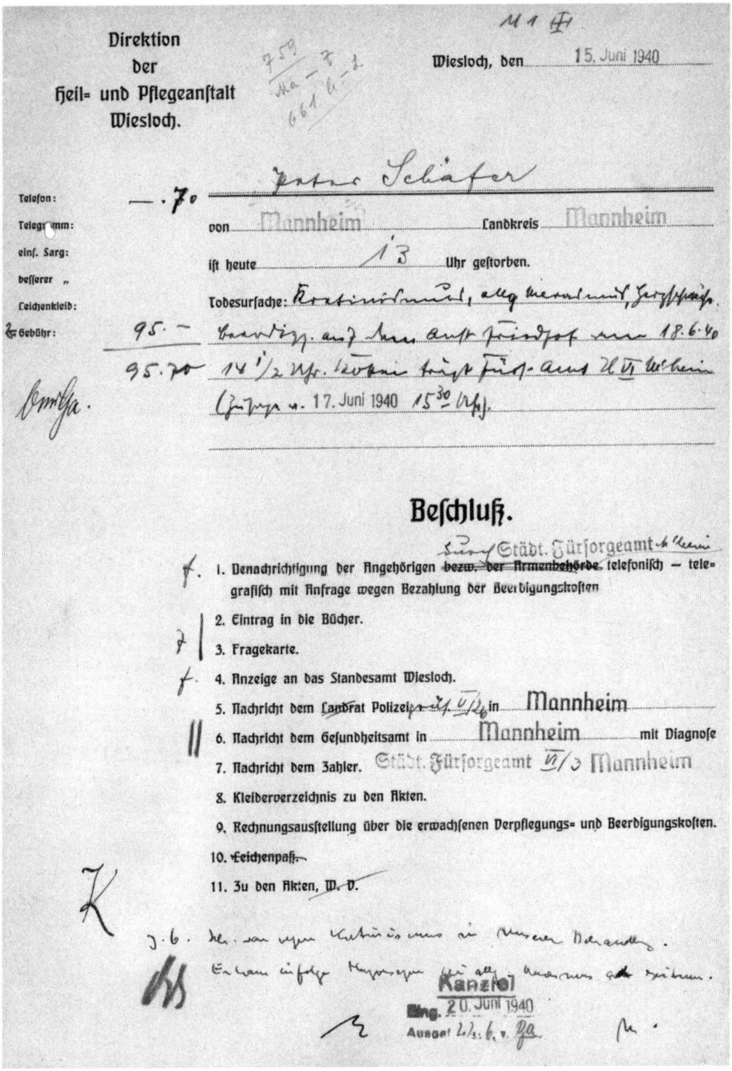

Direktion der Heil- und Pflegeanstalt Wiesloch.

Wiesloch, den 15. Juni 1940

Telefon:
Telegramm:
einf. Sarg:
besserer „
Leichenkleid:
Gebühr: 95.–
95.70

Schäfer

von Mannheim Landkreis Mannheim

ist heute 13 Uhr gestorben.

Todesursache:

18.6.40

17. Juni 1940 15^{30}

Beschluß.

1. Benachrichtigung der Angehörigen ~~bezw. der Armenbehörde~~ Städt. Fürsorgeamt telefonisch – telegrafisch mit Anfrage wegen Bezahlung der Beerdigungskosten
2. Eintrag in die Bücher.
3. Fragekarte.
4. Anzeige an das Standesamt Wiesloch.
5. Nachricht dem ~~Land~~rat Polizei in Mannheim
6. Nachricht dem Gesundheitsamt in Mannheim mit Diagnose
7. Nachricht dem Zahler. Städt. Fürsorgeamt VI/3 Mannheim
8. Kleiderverzeichnis zu den Akten.
9. Rechnungsausstellung über die erwachsenen Verpflegungs- und Beerdigungskosten.
10. ~~Leichenpaß.~~
11. Zu den Akten, ~~W. V.~~

Kanzlei
Eing. 20. Juni 1940
Ausgang

Die Wieslocher Todesbescheinigung, ebenfalls ausgestellt von Anstaltsdirektor Dr. Wilhelm Möckel.

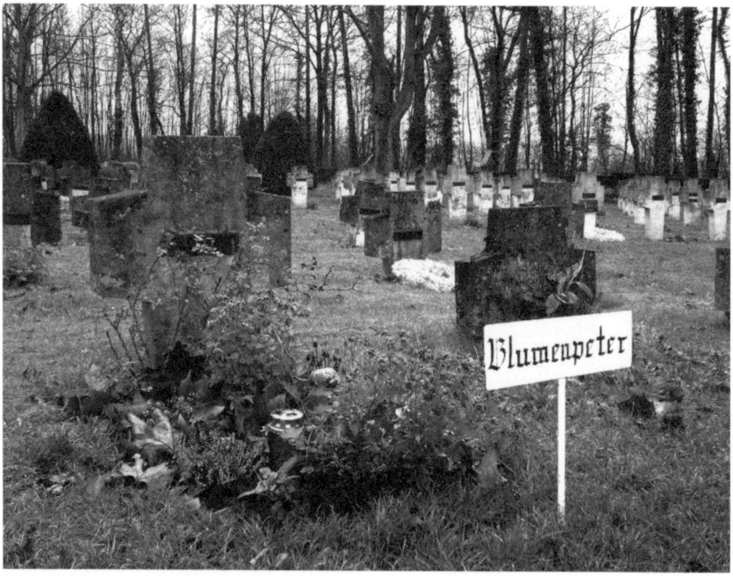

Peter Schäfers Grab auf dem Wieslocher Anstaltsfriedhof, noch immer regelmäßig mit Blumen geschmückt. Die unter Denkmalschutz stehenden Gebäude der Wieslocher Anstalt bieten bis heute ähnliche Außenperspektiven wie zu Blumepeters Zeiten.

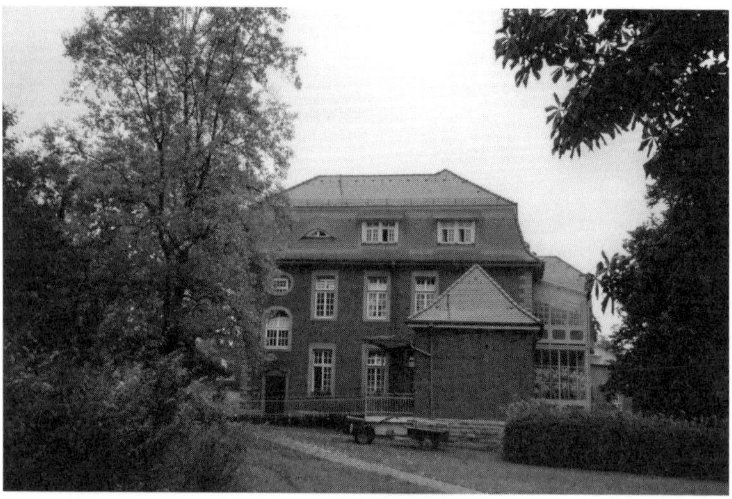

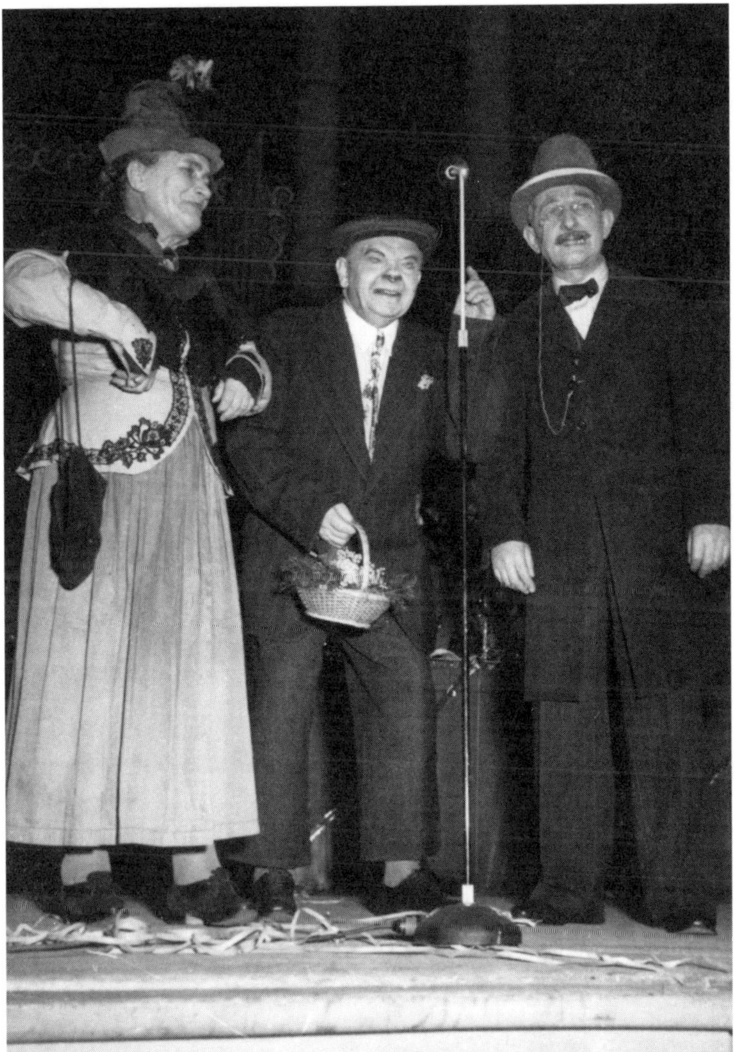

Anfang der fünfziger Jahre markiert Karl Buck seinen ehemaligen Schützling und gibt bei Fasnachtsauftritten in Mannheim den Blumepeter, umrahmt von den Feuerio-Traditionsfiguren »Stadtbas und Lorenz«.

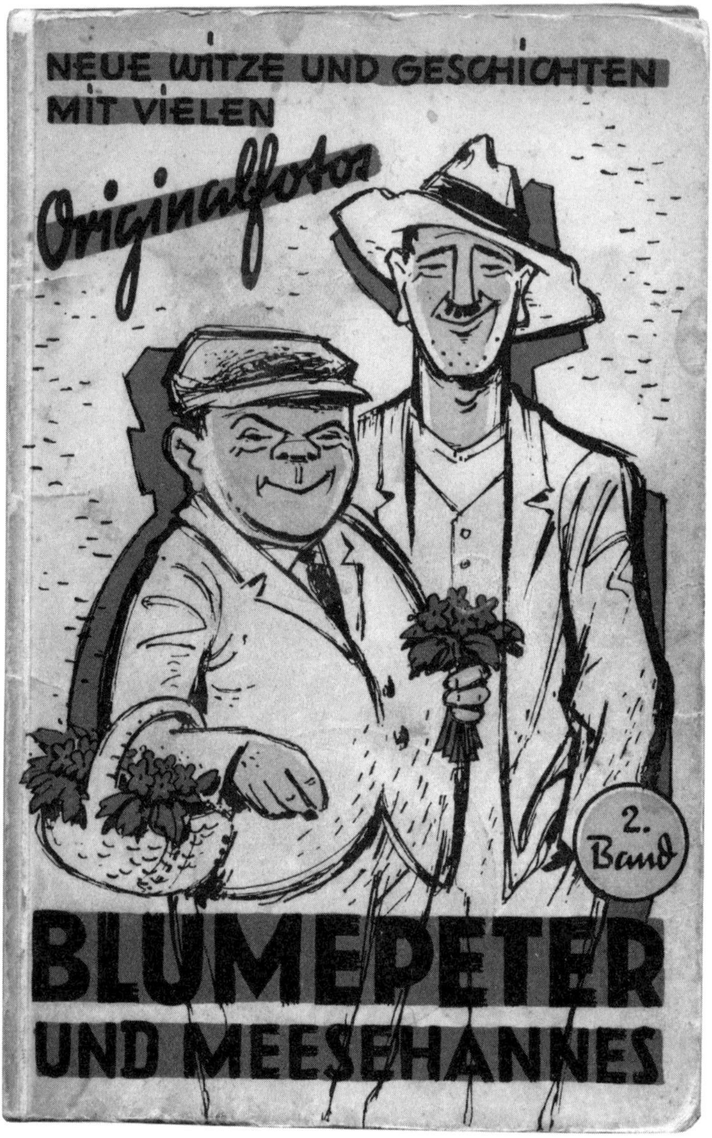

Regionaler Bestseller: Anfang der fünfziger Jahre beginnt die verklärende Verarbeitung des Blumepeter-Schicksals in Buchform.

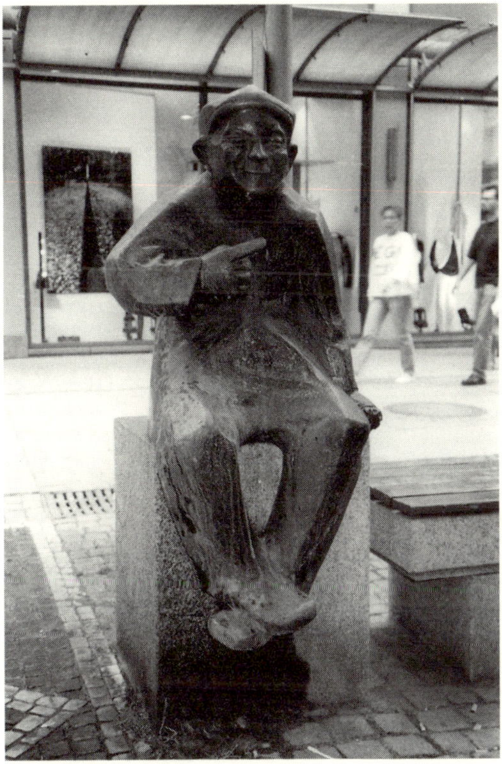

Fragwürdiger Nachruhm: Blumepeter-Denkmal und Blumepeter-Fest.

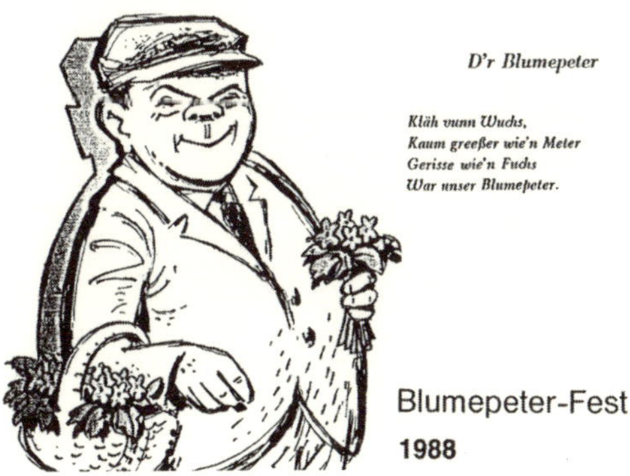
D'r Blumepeter
Kläh vunn Wuchs,
Kaum greeßer wie'n Meter
Gerisse wie'n Fuchs
War unser Blumepeter.
Blumepeter-Fest
1988

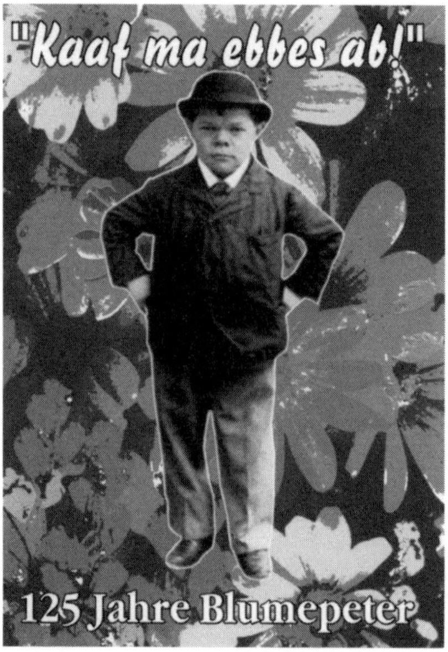

Peter Schäfer, der "Blumepeter", gilt schlechthin als **das** Mannheimer Original.
Am 5. April 1875 geboren, blieb ihm aufgrund seiner geistigen Behinderung nur der Blumenverkauf, um etwas zum Einkommen seiner Familie beizutragen.
Ende 1919 wurde Schäfer in die Psychiatrie eingewiesen, in der er mehr als zwanzig Jahre verbrachte, bevor er am 15. Juni 1940 starb: Nach nationalsozialistischen Maßstäben "lebensunwert", hat man ihn vermutlich verhungern lassen.

Altes bewahren - offen für Neues

Das Stadtarchiv Mannheim
bietet Ihnen:

STADTARCHIV MANNHEIM

Bauakteneinsicht in über 110.000 Unterlagen aus Baugenehmigungsverfahren - Der Weg zu uns erspart Kosten für Neuvermessungen und Statikgutachten.
Telefon 0621 - 293 - 7735, e-mail petra.matussek@mannheim.de

Zeitungskopien von Mannheimer Lokalblättern aus den Jahren 1885 bis 1945 - ein beliebtes Geschenk für Geburtstagskinder und Jubilare
Telefon 0621 - 293 - 7735, e-mail carola.john@mannheim.de

Dokumente, Bildmaterial und Informationen zur Mannheimer Stadtgeschichte in Hülle und Fülle - Machen Sie sich bei uns "schlau" über die Geschichte Ihres Vereins, Ihres Stadtteils, eines Gebäudes, einer bekannten Persönlichkeit oder oder oder...
Telefon 0621 - 293 - 7139, e-mail hanspeter.rings@mannheim.de

Stadtarchiv Mannheim
Collini-Center, Postfach 10 00 35, 68133 Mannheim
Telefon 0621 - 293 - 7027, Fax 293 - 7476
e-mail stadtarchiv@mannheim.de
http://www.mannheim.de/internetrathaus/stadtarchiv

Mit freundlicher Unterstützung von:

HAAKON BECKER WERBUNG
U 1, 21
68161 MANNHEIM
TELEFON 06 21/2 63 43
TELEFAX 06 21/15 46 16

Auch das Mannheimer Stadtarchiv würdigte 1990 den Reklamewert des Blumepeter und nannte auf der Rückseite dieser Ansichtskarte als Ursache für Peter Schäfers Tod die in der Wieslocher Anstalt gepflegte Praxis von Hungerkuren.

Inhaltsverzeichnis:

Bildnachweis

Buck: S. 123
Generallandesarchiv Karlsruhe: S. 116, 117, 119, 120, 121
Goerler: S. 118
Kreispflegeheim Weinheim: S. 113
PZN Wiesloch: S. 115, 116
Reuß: S. 101, 102, 103, 105, 108, 109, 110, 122, 124, 125, 126
Stadtarchiv Mannheim: S. 102, 103, 104, 106, 107, 109, 110, 111, 112

Bitte fordern Sie unser Verlagsverzeichnis an:
Verlag Das Wunderhorn · Rohrbacher Straße 18 · 69115 Heidelberg
www. wunderhorn.de